Dr. med. Leonhard Hochenegg

Ernährung, die Wunder wirkt

Dr. med. Leonhard Hochenegg

Ernährung, die Wunder wirkt

Ernährungsmedizin zur Vorbeugung
und Behandlung vieler Krankheiten

Ludwig

INHALT

Vorwort

»Du bist, was du ißt.«

Über gesunde Ernährung wurden schon viele Bücher geschrieben. Die Meinungen darüber wechseln häufig. Die Wissenschaft hat immer wieder neue Erkenntnisse, die frühere Forschungsergebnisse ablösen.

Manches, was einmal als das optimale Ernährungsprogramm galt, wurde bald wieder verworfen.

Einer zuckerkranken Frau wurde vor zehn Jahren bei einem Kuraufenthalt eine Diät von acht Scheiben Wurst und einem Stück Brot verordnet. Als sie vor kurzem dasselbe Sanatorium zur Blutzuckereinstellung besuchte, standen auf dem Diätplan acht Scheiben Brot und ein Stückchen Wurst. Extremer Wandel hinsichtlich gesunder Ernährung!

Für den Laien ist es äußerst schwierig, sich im Dschungel der zahlreichen Ernährungsratgeber und Diätbücher zurechtzufinden. Selbst Ärzten fällt es manchmal schwer, sich immer auf dem neuesten Stand zu halten.

Über einige Punkte herrscht jedoch inzwischen Klarheit:

- Bei jeder Nahrungsaufnahme kommt es darauf an, das Gleichgewicht zwischen Kohlenhydraten, Ballaststoffen, Vitaminen und Fetten aufrechtzuhalten.

- Für jeden Menschen gibt es eine individuelle optimale Ernährung, da kein Körper dem anderen gleicht.

- Die klassische Medizin reicht heute nicht mehr aus. Es wird immer wichtiger, sich wieder auf die hippokratische Medizin zu besinnen, in der Seele, Geist und Körper als Einheit betrachtet und auch die sozialen und ökologischen Umstände des Patienten berücksichtigt werden.

◆ Falsche Ernährungsgewohnheiten machen mit der Zeit krank. Um langfristige Schäden durch falsche Ernährung zu verhindern, muß der Patient im Vorfeld aufgeklärt und motiviert werden, damit er diese falsche Ernährungsweise aufgibt.

Gesunde Ernährung kann nicht nur Krankheiten vermeiden, sondern auch bestimmte Krankheiten heilen. Pflanzen, Obst und Gemüse sind nicht bloß Nahrungsmittel, sondern können auch den Heilungsvorgang verschiedener Erkrankungen in Gang setzen.

Die Ernährung beeinflußt alles, was im Körper geschieht. Da eine Krankheit eine Störung der Körperfunktionen ist, kann durch die Ernährung der Organismus beeinflußt und stabilisiert werden. Das Funktionieren von Stoffwechsel, Kreislauf und Immunsystem ist von der Ernährung abhängig. Bei Krankheit ist also eine Heilkost, die die Fehler der üblichen Ernährung korrigiert und langfristig die Ordnung im Körper wiederherstellt, die Grundlage einer erfolgreichen Behandlung. Dabei muß die Kost auf die Bedürfnisse des Gesamtorganismus und auf den Menschen in seiner Umwelt ausgerichtet sein.

So können Harmonie und Ordnung auf natürlichem Weg in unserem Körper, in unserer Seele und in unserem Geist wiederhergestellt werden. Diesen Zusammenhang erkannte Hippokrates schon vor gut 2500 Jahren und setzte gesunde Ernährung als Therapie ein.

In der hippokratischen Medizin spielten die Ernährungsverordnungen eine besondere Rolle. Die Ärzte waren der Ansicht, daß viele Krankheiten durch die Einflüsse der Ernährung sowie durch die Störung des Säftehaushaltes entstehen.

Dr. Hochenegg verwendet diese Therapieform in der Behandlung seiner Patienten. Er berichtet in diesem Buch über seine einzigartigen Erfahrungen und Erkenntnisse, wie Ernährung zur Behandlung von Erkrankungen und zur Wiederherstellung der Gesundheit eingesetzt werden sollte, und beschreibt ausführlich die Wirkungsweise der verschiedenen Nahrungsmittel.

Einleitung

Unsere Ernährungsweise wird von vielen unterschiedlichen Faktoren beeinflußt. Es gibt jedoch bestimmte Punkte, die unsere Eßgewohnheiten von klein auf prägen.

◆ **Gewohnheit:** Unsere Großmutter und unsere Mutter haben auf eine bestimmte Weise gekocht, und wir haben uns an diese Art des Essens gewöhnt. Wir glauben, was früher gut war, muß auch jetzt gut sein, oder denken gar nicht darüber nach, ob es gut oder schlecht für uns ist.

◆ **Gesellschaft:** Heute ist es immer noch üblich, zu bestimmten Gelegenheiten viel zu essen und zu trinken. Bei Einladungen viel aufzutischen ist ein Zeichen für Wohlstand. Es wird kein Zusammenhang zwischen Eßverhalten und Krankheit bzw. Gesundheit gesehen. Wir müssen jedoch lernen, unseren Körper als System zu betrachten, der auf alles, was ihm zugeführt wird, reagiert, und der deshalb pfleglich behandelt werden muß.

◆ **Psychologische Gründe:** Wir benutzen Essen, um seelische Probleme in den Griff zu bekommen oder zu lindern. Wir essen aus Liebeskummer, setzen Süßigkeiten als Belohnung für bestimmte Verhaltensweisen ein; seelische Ursachen sind auch ausschlaggebend bei krankhaftem Eßverhalten wie Bulimie oder Magersucht, denen massive Probleme mit dem Selbstwertgefühl zugrunde liegen.

Wir sind oft unachtsam in unserem Eßverhalten.

All diese Aspekte sind eng miteinander verflochten, überschneiden sich und bilden die Ursprünge für unser Eßverhalten. Häufig sind wir uns gar nicht dessen bewußt, was unsere Eßgewohnheiten prägt. Und all dies muß nicht unbedingt schlechte Ernährung bedeuten. Es kann jedoch leicht dazu führen, und damit zu Übergewicht und zu Krankheit.

Gewohnheit und Gesellschaft

Das alltägliche Essen diente früher in erster Linie dazu, dem Körper neue Energie zuzuführen. Es war also sehr kalorienreich und fett. Feste waren eine willkommene Abwechslung vom anstrengenden Arbeitsalltag. Es gab viel zu essen, was man sich sonst nicht leisten konnte, und so wurde lange und ausgiebig gefeiert, gegessen, getrunken.

Heute können wir im Alltag alles essen, wozu wir Lust haben, es gibt alles zu kaufen. Trotzdem ist es immer noch selbstverständlich, daß es bei Festen besonders reichlich zu essen und zu trinken gibt. Alkohol macht locker, regt an, macht gesprächig, sorgt also für eine lockere Runde. Ein schön gedeckter Tisch, eine geschmackvoll arrangierte Platte, stilvoll serviertes Essen – all das stimuliert die Appetitzentren im Gehirn und verleitet uns häufig dazu, nur aus Lust zu essen, nicht mehr aus Notwendigkeit.

Wenn jemand zu Besuch kommt, wird er sofort reichlich bewirtet. Dies hatte durchaus seinen Sinn, als man früher zu Fuß und nicht bequem per Auto unterwegs war: Am Ende einer langen Wanderung muß man seinem Körper wieder Energie zuführen. Unsere Eßgewohnheiten und -rituale stammen aus dieser Zeit, als noch körperlich schwer gearbeitet wurde und der Körper täglich drei- bis viertausend Kalorien brauchte. Die Zeiten haben sich geändert, die Eßgewohnheiten jedoch kaum.

Die meisten Menschen essen zuviel – oder bewegen sich zuwenig.

Zusammenhang zwischen Ernährung und Gesundheit

Mit den Ernährungsgewohnheiten, die eine lange Tradition haben, hängt eng zusammen, daß man die Augen vor dem Zusammenhang zwischen ungesunder Ernährung und Krankheit verschließt. Denn man muß schließlich essen, um zu leben; unser Körper erinnert uns daran täglich durch Appetit und Hunger. Essen kann doch nichts Schlechtes sein.

Eine Mutter von fünf Kindern hatte ungefähr 40 Kilogramm Übergewicht. Nachdem ihr Hausarzt versucht hatte, ihr eine 1000-Kalorien-Diät aufzuschreiben, rebellierte sie und sagte wortwörtlich: »Wenn ich das ganze Leben lang gearbeitet habe, lasse ich mir das Essen doch nicht verbieten.«

Blind für den Zusammenhang zwischen Ernährung und Gesundheit sind oft Menschen, die starr an ihren Gewohnheiten festhalten, die unflexibel sind und deshalb unempfänglich für eine neue Sichtweise.

FALLBERICHTE

Oft geraten Menschen in einen inneren Konflikt, wenn sie einerseits abnehmen wollen, andererseits einen gewissen Sinn in ihrem Dicksein sehen.

Vor kurzem erzählte mir eine Patientin, sie habe von ihrem Hausarzt Tabletten gegen hohen Blutdruck und für eine bessere Herzdurchblutung verschrieben bekommen. Und sobald sie diese Medikamente eingenommen habe, sei ihr der Appetit vergangen, und jetzt nehme sie sie nicht mehr. Ihren gesunden Appetit lasse sie sich nicht durch irgendwelche Medikamente wegnehmen.
Diese Frau, die so um ihren gesunden Appetit besorgt war, hatte 40 Kilogramm Übergewicht und – durch dieses Übergewicht bedingt – Rückenschmerzen, Schmerzen in den Kniegelenken, eine Herzgefäßerkrankung, zu hohes Cholesterin und eine zu hohe Harnsäure im Blut, die starke Gelenkbeschwerden verursachte.
Ein aufklärendes Gespräch wäre in diesem Fall sinnlos gewesen. Die Patientin hatte offensichtlich dringende Gründe, weshalb sie auf ihrem Standpunkt beharren wollte, und ihre Argumentation hätte folgendermaßen ausgesehen: »Meine Mutter, die ich verehre, hat mir das Kochen beigebracht, und die hatte die Kochkunst von ihrer Mutter übernommen, die 90 Jahre alt geworden ist. Deshalb sind meine Kochkunst und mein Eßverhalten normal.«

Auch Ärzte sind häufig uneinsichtig, wenn es um Ernährung geht.

Ein Zahnarzt aus Norddeutschland sagte einmal: »Wenn der Mensch gesunde Zähne hat, wenn er alles essen kann, was er will, dann ist er gesund.« Er selbst hatte eine besondere Art von Gesundheit, nämlich eine Körpergröße von 1,60 Meter und ein Gewicht von 102 Kilogramm. Und durch dieses Übergewicht hatte er einen hohen Blutdruck, eine erhöhte Harnsäure und infolge der ernährungsbedingten Zuckerkrankheit Sehstörungen, so daß er nur mit Mühe seinen Beruf ausüben konnte. Trotzdem war er nach eigener Aussage gesund, denn er hatte gesunde Zähne und konnte alles beißen. Wenn dieser Arzt auf seine Zuckerkrankheit und auf sein Übergewicht angesprochen wurde, sagte er, das sei erblich bedingt, denn dieselbe Figur hatte sein verstorbener Großvater, und auch sein Vater habe Zuckerkrankheit und Gicht gehabt. Und gegen genetisch bedingte Krankheiten sei der Mensch immer noch machtlos.

Ein Internist aus Oberbayern führte bei seinen Patienten strenge Abmagerungskuren durch. Sobald Diätfehler gemacht wurden, stellte er den Patienten zur Rede und vor die Alternative, entweder seine Anordnungen zu befolgen oder nicht mehr bei ihm zu erscheinen. Interessanterweise hatte dieser Arzt mindestens 30 Kilogramm Übergewicht und legte bei sich selbst keine strengen Maßstäbe an, denn, so sagte er, er habe auch keine ernährungsbedingten Krankheiten. Und sein Übergewicht sei normal, denn es habe bisher keine Krankheiten zur Folge gehabt, und in seiner Familie sei weder Diabetes noch Gicht vorgekommen.

Ein stark übergewichtiger Bierbrauer aus Baden-Württemberg kam zur Behandlung, denn er hatte einen Cholesterinwert von über 950 Milligramm, und auch die anderen Blutfette, die Triglyzeride, lagen bei 980. Bei der Blutabnahme erwies sich das Blut als dickflüssig, und auch das Blutserum sah ölig aus. Auf seine Ernährungsgewohnheiten wollte der Mann nicht angesprochen werden, denn seine Ernährung sei gesund, und er esse nur gesunde Sachen. Dazu gehörten fünf bis sechs Semmeln zum Frühstück, dick mit Butter bestrichen, denn Butter sei besonders bekömmlich. Daß er bei sitzender Tätigkeit 6000 Kalorien pro Tag zu sich nahm, betrachtete er als normal, denn in seiner Familie sei gutes Essen Tradition. Nach seiner Auffassung seien Ärzte dazu da, durch gute Behandlungsmethoden dafür zu sorgen, daß er essen und trinken könne, soviel er wolle, ohne daß dadurch für sein Wohlbefinden Nachteile aufträten.

Mit steigendem Bildungsniveau kann falsches Eßverhalten um so besser verteidigt werden.

Ein bekannter Physikprofessor erlitt mit 48 Jahren einen schweren Herzinfarkt. Es stellte sich heraus, daß er 30 Jahre lang stark geraucht, fett gegessen und sich körperlich überhaupt nicht bewegt hatte. Aufgrund der Lebensumstände, aufgrund der Ernährungsgewohnheiten und aufgrund der Blutlaborwerte kann das Auftreten eines Herzinfarkts auf ein bis zwei Jahre genau vorausgesagt werden. Ein halbes Jahr nach Auftreten des Herzinfarktes hatte der Physikprofessor seine alten Ernährungsgewohnheiten wiederaufgenommen und lebte genauso ungesund weiter. Auf die Frage, ob er sich nicht etwas dabei denke, wenn er weiterrauche wie bisher, sagte er, er bekomme die besten Medikamente der modernen Medizin. Deshalb fühle er sich sicher und habe keine Angst, einen zweiten Herzinfarkt erleiden zu können.

Die richtigen Betriebsstoffe für den Körper

Die meisten Menschen machen sich immer noch wenig Gedanken darüber, welche Auswirkungen die Ernährung auf den Körper hat. Viele sind sich nicht dessen bewußt, daß die Nahrung entscheidend dazu beiträgt, wie gut der Körper und all seine Einzelteile funktionieren: Drei Automechaniker saßen in der Kneipe, rauchten eine Zigarette nach der anderen und diskutierten darüber, wie wichtig es sei, die Luftfilter der Autos alle 20 000 Kilometer auszuwechseln, da sonst der Motor zuwenig Sauerstoff bekomme und die Motorleistung drastisch abnehmen würde. Der Hinweis aber, daß die Lunge einen ähnlichen Filter darstelle, der jedoch nicht ausgewechselt werden könne, und der weitere Hinweis, daß die Herzkraft nach 20 Jahren Rauchens drastisch nachlasse, weil der Lungenfilter verstopft ist, wurden oder wollten nicht verstanden werden. Wenig später erklärte einer der Mechaniker, daß sein Auto immer nur die besten Treibstoffe und Öle bekommen würde. Gleichzeitig aß er Würstchen und Pommes, wobei das Öl, in dem die Pommes frites herausgebacken wurden, ranzig roch.

Der Körper zeigt uns durch seine Reaktionen, was ihm guttut. Nur wir achten zuwenig darauf.

Es ist heutzutage immer noch üblich, daß für den Automotor das beste Öl und der beste Treibstoff ausgesucht werden und für die menschliche Ernährung das Billigste gerade gut genug ist. Das Auto wird regelmäßig gewartet und gepflegt, während der eigene Körper bei vielen als Mülltonne angesehen wird, in die man ungestraft hineinstopfen kann.

ERNÄHRUNGSBEDINGTE KRANKHEITEN

Weltweit wird zuviel, zu salzig, zu fett und zu süß gegessen. Herzinfarkt, Schlaganfall, Magen-Darm-Erkrankungen und die Zuckerkrankheit (Diabetes) nehmen deshalb zu.
Häufiger und hoher Alkoholkonsum verursacht zusätzlich eine Reihe von Krankheiten: Leberzirrhose, Gehirnschwund und neurologische Ausfälle wie Zittern, Störungen der peripheren Nerven und epilepsieähnliche Anfälle.

Da es an richtigen Anweisungen für ein normales Eßverhalten fehlt, nehmen schwere und schwerste ernährungsbedingte Krankheiten immer mehr zu. In vielen Fällen wird der Zusammenhang zwischen falschen Eßgewohnheiten und der darauffolgenden Erkrankung auch von den Ärzten gar nicht mehr erkannt. Sobald jemand einen ernährungsbedingten Diabetes bekommt, wird er sofort auf blutzuckersenkende Tabletten eingestellt, die den Appetit noch weiter steigern.
So nimmt der Patient immer mehr zu, und die Zuckerkrankheit nimmt immer schwerwiegendere Formen an.

Im deutschen Sprachraum liegt die Zahl der Fettleibigen bei den Erwachsenen über 50 bis 60 Prozent. Und bereits 30 Prozent der Jugendlichen weisen ein deutliches Übergewicht auf.

WER IST GEFÄHRDET?

Es gibt für jeden Beruf typische Krankheiten. Denn die meisten Berufe bringen ganz bestimmte Verhaltensweisen mit sich, sei es körperlicher oder seelischer Art.

Büroangestellte sitzen fast den ganzen Tag, haben kaum Bewegung, neigen also zu Übergewicht und den daraus resultierenden Krankheiten. Manager sind häufig sehr gestreßt, überlasten also ihre Psyche, und sind daher anfällig für Herzinfarkte.

In vielen Kreisen gilt es auch heute noch als Stärke, große Mengen Alkohol zu vertragen.

Menschen, die in ihrem Beruf auf offizieller Ebene viel mit anderen Menschen zu tun haben, fühlen sich oft zum Alkoholkonsum nahezu verpflichtet und neigen daher ziemlich häufig zum Alkoholismus.

Viele österreichische Politiker haben durch Trinkfestigkeit politische Verträge mit günstigem Inhalt abschließen können. Ein Politiker ist meistens dann besonders erfolgreich, wenn er volksnah ist – und diese Volksnähe muß sich häufig auch in Form von hoher Trinkfestigkeit bewähren.

Wer seine Lebensgewohnheiten genau überprüft und seine Ernährung auf eine gesunde Vollwertkost umstellt, kann sicher sein, daß er von einer ganzen Reihe von Krankheiten verschont bleiben wird.

ABNEHMEN

Es gibt eine Unmenge von immer wieder neuen, noch besseren, noch effektiveren Diätvorschlägen. »Zehn Pfund weniger in nur sechs Tagen!« Dieser versprochene Erfolg stellt sich bei genauer Einhaltung der Diätvorschriften auch ein, doch ist drei Wochen nach der Gewichtsabnahme das Ausgangsgewicht wieder erreicht. Nach drei weiteren Wochen ist es manchmal sogar noch um einiges überschritten worden.

Wer auf Dauer abnehmen will, braucht deshalb nicht nur eine Diät, die auf die schnelle die Pfunde purzeln läßt. Deren positiver Effekt ist meist nach kurzer Zeit wieder verflogen. Wer abnehmen will, muß vor allem seine Eßgewohnheiten umstellen, so daß der Körper nicht nur kurzfristig wenig oder gesundes Essen bekommt, sondern auf Dauer ausgewogen mit Nährstoffen versorgt wird.

Ein Bischof machte einmal die Bemerkung, daß alle Diät- und Abmagerungskuren sinnlos seien, denn jeder Körper wachse in die Figur hinein, die Gott einem vorherbestimmt habe. Dieser Bischof wurde in den teuersten Restaurants gesehen, wo er einen Gang nach dem andern mit Genuß verzehrte, denn für sein Übergewicht hatte er mehr als 20 verschiedene geistreiche Erklärungsversuche bereit.

Ernährungsgewohnheiten sind im Menschen tief verwurzelt. Auch wenn wir längst wissen, daß sie uns schaden, fällt es uns oft schwer, sie zu ändern.

Psyche

Wie gestört unser Verhältnis zum Essen heute ist, zeigt auch die steigende Anzahl von Menschen, die nicht nur ein falsches, sondern ein krankhaftes Eßverhalten zeigen. Dazu gehören die Freßsucht, die Magersucht, bei der man sich zu Tode hungern kann, sowie die Bulimie, also die Eß-Brech-Sucht. Dabei werden bei Freßanfällen Unmengen von Nahrungsmitteln hineingestopft und kurze Zeit später wieder erbrochen. Magersucht und Bulimie treten häufig bei jungen Mädchen auf, zunehmend auch bei Jungen.

Auf der Psyche basierendes falsches Eßverhalten ist häufig unmäßiges Essen oder Verweigerung des Essens, um ein unerfülltes Bedürfnis zu kompensieren. Dies ist beispielsweise der Fall beim Essen oder der Verweigerung des Essens aus Liebeskummer, Essen als Ersatz für fehlende Zuneigung, Essen als Belohnung. Hier werden Konflikte nicht ausgetragen, sondern »in sich hineingefressen«; so kann sich Selbsthaß äußern, indem man sich selbst und seinen Körper quält und häßlich macht.

Ernährung als Medizin

Falsche Ernährungsgewohnheiten können krank machen. Zuviel und die falschen Sachen zu essen macht krank. Umgekehrt können durch ganz bestimmte Nährstoffe gesundheitliche Risikofaktoren auch beseitigt werden.
Es ist sogar mit Sicherheit möglich, durch ideal zusammengestellte pflanzliche Nährstoffe die Gesundheit wiederherzustellen.

In den letzten Jahrzehnten hat die Medizin immer mehr Fortschritte gemacht. Es gibt für jede Krankheit entsprechende Medikamente, die auch verschrieben und eingenommen werden, um Krankheiten zu beseitigen.

Homöopathen, Heilpraktiker und Naturheiler sind zur Zeit gefragter denn je.

In den letzten Jahren ist jedoch eine Trendumkehr zu bemerken. Immer mehr Leute lehnen chemische Arzneimittel ab und wenden sich der Naturheilkunde zu. Die Ärzte verschreiben zwar viele Medikamente, die Patienten jedoch sind immer weniger gewillt, diese einzunehmen.
Neueste Forschungen berichten darüber, daß ärztlich verordnete Medikamente zu 70 Prozent nicht vorschriftsmäßig eingenommen werden. Ein Hauptgrund dafür ist die schlechte Aufklärung von seiten der Ärzte, die häufig Medikamente verschreiben, ohne die Patienten auf Nebenwirkungen hinzuweisen oder mit ihnen zu besprechen, warum ein bestimmtes Medikament vielleicht trotz unangenehmer Nebenwirkungen verschrieben wird.
So suchte z. B. eine Frau meine Praxis auf und klagte über Schmerzen, die im Verlaufe einer Gürtelrose aufgetreten waren. Das Medikament Cyrerax – das einzige Medikament, das in diesem Fall wirklich helfen könnte – habe sie nicht genommen, denn sie habe ein unangenehmes Gefühl in der Magengegend nach der Einnahme verspürt. Dann habe sie die ganze Packung im Wert von 300 Mark in den Mülleimer geworfen.

Bei einem Mittel gegen Epilepsie steht im Beipackzettel, es könnten unter Umständen bei der Einnahme des Medikamentes gelegentlich Todesfälle vorkommen. Die Mutter des Patienten fand dieses Risiko zu groß, sie hat nach Alternativen gesucht und sich schließlich für natürliche Mittel gegen die Epilepsie entschieden.

Nicht nur das alte Wissen um die Heilkräuter ist hier von Nutzen. Es enthalten fast alle Lebensmittel pharmakologische Wirkstoffe, die bisher zum Teil noch ungeklärt sind. Was gegessen wird, kann schließlich und endlich über Gesundheit und Krankheit entscheiden.
Die Forschungsergebnisse der letzten Jahre ergaben, daß in vielen Lebensmitteln pharmakologische Wirkstoffe verborgen sind, von denen man bisher nur Bruchteile erkannt hat. Manchmal wirken Lebensmittel besser als modernste Arzneien, und das ohne gefährliche Nebenwirkungen.
Z. B. kann eine Lösung aus Zucker und Jodtinktur offene Wunden an Unterschenkeln schneller abheilen lassen als Antibiotika und Antiphlogistika. Schlafstörungen können ohne schädliche Nebenwirkungen von Baldrian- oder Melissen-Hopfen-Extrakt – mit Honig, Milch und Zucker eingenommen – beseitigt werden.

Durch kleine Nahrungsmengen und Umstellungen im Speiseplan läßt sich schon viel erreichen.

Jeder kann für seine Gesundheit etwas tun, wenn er die neuesten wissenschaftlichen Ergebnisse der Ernährungsheilkunde in die Tat umsetzt.
In den nächsten Jahren wird eine Revolution in der Ernährung auf uns zukommen. Das bedeutet dann, daß bei ganz bestimmten Krankheiten nur mehr ganz bestimmte Nahrungsmittel verwendet werden, um auf natürliche Weise eine Heilung zu erreichen. Viele Volksheilmittel, die früher als unwichtig oder bedeutungslos abgetan wurden, stehen heute im Mittelpunkt wissenschaftlichen Interesses. Hingegen wird man immer vorsichtiger im Umgang mit Schmerzmitteln und Psychopharmaka.

Gesund alt werden

Es war immer schon der Wunschtraum der Menschheit, alt zu werden und dabei gesund zu bleiben. In den letzten hundert Jahren ist die Lebenserwartung immer mehr gestiegen. Japanische Frauen erreichen heute bereits ein durchschnittliches Alter von 80 Jahren. Japanische Männer folgen knapp hinterher mit 79 Jahren. In Mitteleuropa liegt die Lebenserwartung für Frauen bei rund 76, für Männer bei rund 72 Jahren.

Falsche Ernährung ist ein häufiger Grund, weshalb Menschen »vor der Zeit« sterben.

Mit der Verbesserung der Ernährungsgewohnheiten wird auch die Lebenserwartung noch weiter ansteigen. Alter zeigt nicht nur die vergangene Zeit an, sondern es ist auch von Faktoren abhängig, die mit Ernährung und Lebensweise zu tun haben: Heutzutage kann ein 50jähriger Mann das biologische Alter von 30 oder von 70 Jahren haben.
Bei über 95 Prozent aller Todesfälle sind entweder Krankheiten, z. B. Krebs, Herzerkrankungen, Lungenentzündungen, oder Unfälle die Ursache. Nur die allerwenigsten Menschen sterben an Altersschwäche.

Die häufigste Todesursache sind Krankheiten, die auf falsche Ernährung und ungesunde Lebensweise zurückzuführen sind und die somit zu verhindern wären.

Die maximale Lebensspanne liegt beim Menschen wahrscheinlich zwischen 120 und 125 Jahren. Ein japanischer Fischer wurde nachweislich 120 Jahre alt. Und eine Frau in Kalifornien starb vor kurzem im Alter von 113 Jahren. Der japanische Fischer führte seine Langlebigkeit auf sein Ernährungskonzept zurück. Er aß jeden Tag zweimal Fisch mit Reis, dazu ein bestimmtes Braunalgengericht, und er trank jeden Tag eine kleine Menge Reisschnaps.
Die Frau aus Kalifornien aß zweimal pro Tag Apfelmus und Hühnerfleisch mit Kartoffeln, dazu trank sie täglich ein Glas

Rotwein. Beide aßen und lebten mäßig, hatten einen niedrigen Blutdruck und im großen und ganzen gesunde Lebensgewohnheiten.

Mit der Zeit ändern sich die Eßgewohnheiten – und sogar die Krankheiten.

Die durchschnittliche Lebenserwartung hat sich geändert, was vor allem auf die Entwicklung der Medizin zurückzuführen ist: Kinderkrankheiten, wie Kinderlähmung, Pocken und Infektionskrankheiten, verlaufen heute nicht mehr so leicht tödlich. Statt dessen haben Krebserkrankungen und Herz-Kreislauf-Krankheiten zugenommen. In den USA lag im Jahr 1900 der Anteil an Herz-Kreislauf-Toten noch bei 12 Prozent, in den achtziger Jahren dieses Jahrhunderts waren es schon 35 Prozent. Und auch die Zahl der Schlaganfälle ist sprunghaft angestiegen.
Dies sind Krankheiten, die auch heute nicht heilbar sind und die häufig auf falsche Ernährung zurückzuführen sind.

Die Ernährungsgewohnheiten haben mit der sonstigen Entwicklung der Menschheit nicht Schritt gehalten. Wir lassen heute fast alle Schwerarbeit von Maschinen erledigen, verbrauchen also längst nicht mehr soviel Energie, die wir durch die Nahrung wiederaufnehmen müssen. Andererseits haben wir heute ein riesiges Angebot an industrieller Nahrung, die wir einfach kaufen können und die häufig keine Nährstoffe mehr hat. Wir essen, worauf wir Lust haben, und das ist meistens einseitig und ungesund. Unser Kalorienbedarf ist um die Hälfte gesunken, der Kalorienverbrauch jedoch um 50 Prozent angestiegen.

Z. B. lag vor 50 Jahren der Pro-Kopf-Verbrauch an Fleisch noch bei zehn Kilogramm, während Anfang der neunziger Jahre der Fleischverzehr bei rund 120 Kilogramm pro Jahr und pro Person liegt.
Das führte in den letzten Jahren zu einem sprunghaften Anstieg von Gicht, hohem Blutdruck und degenerativen Gelenkerkrankungen wie z. B. Arthritis und Arthrose.

Was ist optimale Ernährung?

Im deutschen Sprachraum werden jährlich 950 Milliarden Mark für die Gesundheit ausgegeben. Dabei sind 90 Prozent aller Erkrankungen durch Fehlernährung, Fehlverhalten und schlechte Gewohnheiten bedingt. Die Ursachen der hohen Kosten des Gesundheitssystems liegen in Unwissenheit, Unkenntnis und Ignoranz.

Viele von uns wollen von schlechten Gewohnheiten gar nicht abgehen. Die Übergewichtigen wollen das Essen nicht lassen. Die Raucher wollen von ihren Zigaretten nicht loskommen. Und ein Alkoholiker sagt nach dem ersten Delirium: »Hoffentlich bin ich wieder bald gesund, daß ich wieder trinken kann.«

Für seine Gesundheit trägt jeder Erwachsene selbst Verantwortung, die ihm auch kein anderer abnehmen sollte.

Ein bekannter Autorennfahrer, der beinahe tödlich verunglückt wäre, sagte im Krankenbett, er möchte bald wieder gesund sein, damit er das nächste Rennen gewinnen könne.

Ein Boxer, der regelmäßig zu uns in Behandlung kommt, freut sich schon auf seine wiederzuerlangende Gesundheit, denn er war 20 Tage in tiefer Bewußtlosigkeit. »Sobald ich wieder sehen und hören kann und sobald meine Reaktionen wieder schneller sind, werde ich weiterboxen, denn das ist der Inhalt meines Lebens.«

Eine Frau mit 120 Kilogramm Gewicht und 1,60 Meter Körpergröße sagte, sie freue sich schon, wenn sie wieder normal essen könne. Denn lange halte sie eine 1000-Kalorien-Diät nicht mehr durch, schließlich wisse der Körper, was er brauche.

Normales Eßverhalten ist etwas Schwieriges. Es wird nicht in den Schulen gelehrt, und unsere Eltern haben uns wahrscheinlich auch nicht belehren können. Die Hausärzte wissen mit diesem Wissen, das sich in der Fachwelt immer mehr ausbreitet, auch nicht immer umzugehen. Und die kommerziellen Großkonzerne nützen die Unwissenheit der Bevölkerung für ihre eigenen finanziellen Ziele aus.

Doch langsam müssen wir selbst ein Gesundheitsbewußtsein entwickeln. Es geht dabei allerdings nicht nur um das Wissen über die Gesundheit und über unseren Körper, sondern auch darum, dieses Wissen anzuwenden.
Bei vielen Menschen, die das erforderliche Wissen durchaus hätten, ist eine Blockade vorhanden, sobald es an das Handeln geht. Sie bestehen darauf, ihre bisherige Lebensweise beizubehalten, wollen von vielen Gewohnheiten nicht lassen. Im Verdrängen war der Mensch schon immer ziemlich gut. Leider braucht es oft ein einschneidendes Erlebnis, z. B. eine schwere Krankheit oder die Todesdrohung, damit man wirklich die Notwendigkeit erkennt, sein Leben zu ändern.

Heute ernähren sich mehr Menschen gesundheitsbewußt als vor 10 oder 20 Jahren. Und was besonders erfreulich ist: Es sind nicht nur die Kranken, sondern gerade die Dynamischen und Vitalen!

Ernährung individuell bestimmen

Wie finde ich heraus, was für meinen Körper die beste Ernährung ist?

Die Ernährung ist optimal, wenn die Aufnahme der Nahrungsmittel ideal ist und dadurch die Leistungsfähigkeit des Körpers im optimalen Bereich liegt.
Bei jedem Menschen bestehen biochemische Besonderheiten. Es gibt Menschen, die vegetarisch leben müssen, um nicht mit 40 Jahren an einem Herzinfarkt sterben zu müssen. Und es gibt Menschen, die Fleischkost brauchen, um leistungsfähig zu sein. Andere wiederum bedürfen vieler Vitaminzusätze, Mineralstoffe und Spurenelemente, weil der Körper nicht imstande ist, diese wertvollen Substanzen aus der Nahrung herauszuholen.

Daraus ergibt sich, daß für niemanden dieselbe Diät die richtige ist.

Es müssen immer individuelle Besonderheiten berücksichtigt werden. Wir alle benötigen Vitamine und Spurenelemente. Jedoch braucht jeder unterschiedlich viel davon, um seine körperliche Bestform zu erreichen.

Körperliche Unterschiede

Die Natur liebt die Abwechslung. Wir sollten uns darauf einstellen.

Jeder von uns hat eine individuelle Magenform, der eine einen Hakenmagen, der nächste einen länglichen Schlauch. Der übernächste hat eine Magenform wie ein Kürbis, wieder andere haben einen zweifach ausgedehnten oder einen konkav-konvexen. Einige haben eine Magenform, die aussieht wie ein Schlauch mit einer oder zwei Ausbuchtungen. Deshalb gibt es für jeden eine individuelle Nahrungsmenge. Und jeder Mensch variiert hinsichtlich seiner Stärke und Konzentration der Magen- und Verdauungsenzyme.

Genetische und rassenbedingte Unterschiede

Dabei gibt es auch genetische und rassenbedingte Besonderheiten. So z. B. können die Japaner Alkohol schlecht vertragen. Südeuropäer und Asiaten vertragen wenig Milch. Und auch unter den Europäern gibt es ganz erhebliche Unterschiede: Einige von uns können gut Fett verarbeiten, andere mehr Eiweiß, andere mehr Kohlenhydrate.

Aufgrund der Lebensweise der Vorfahren ergeben sich Besonderheiten, die noch weiter vererbt werden. Auch die Ernährungsgewohnheiten der Mutter während der Schwangerschaft haben Auswirkungen auf die Nahrungsvorlieben des Kindes im späteren Leben. So sind die grundlegenden Erfordernisse an Spurenelementen und die Bevorzugung von Kohlenhydraten, Fett oder Eiweiß bereits in der Kindheit vorprogrammiert.

Es darf auch nicht vergessen werden, daß bestimmte Volksstämme eine unterschiedliche Ernährung brauchen. Der Körper der Eskimos ist an Fisch- und Krabben- und Muschelernährung gewöhnt. In tropischen Ländern besteht die adäquate Ernährungsweise in Früchten, Getreide, Wurzeln und Knollen. In gemäßigten Klimazonen wurde der Mensch zum Allesesser.

Paradox ist, daß viele durch eine rein vegetarische Kost ihr Leben um 20 oder 30 Jahre verlängern können und daß wieder andere nur durch Fleisch, Milch, Fett und durch eine überaus kalorienreiche Nahrung überleben können.

Es gibt unterschiedliche Ansichten darüber, ob der Mensch »eigentlich Fleischfresser« oder »eigentlich Vegetarier« ist. Unserer Abstammung gemäß und entwicklungsgeschichtlich gesehen sind Früchte, Getreidekörner, Getreidesprossen, Wurzelgemüse, also vorwiegend pflanzliche Kost, und nur gelegentlich ein Stück Fleisch oder ein Stück Fisch die »richtige Ernährung«.

Qualität der Nahrungsmittel

Wenn wir herausgefunden haben, was unser eigener Körper an Nährstoffen braucht, ergibt sich ein weiteres Problem: Der Vitamin- und Mineralstoffgehalt von Lebensmitteln kann zwar festgestellt werden, dies ist jedoch immer nur ein Mittelwert. Das Gemüse, das wir dann tatsächlich essen, kann jedoch erheblich von den Werten abweichen.
Z. B. schwankt der Vitamin-A-Gehalt in Karotten von 30 bis 20 000 I.E., der Vitamin-B5-Gehalt im weißen Korn von 0,3 bis 3,3 Milligramm. Der Vitamin-C-Gehalt in Orangen schwankt von 0 bis 100 Milligramm. Der Eisengehalt im Spinat beträgt 0,01 bis 160 Milligramm. Der Mangangehalt in Salat schwankt von 0,05 bis 20 Milligramm. Dadurch ist jeder verunsichert, denn er weiß nicht, ob die Orangen, die er ißt, das enthalten, was in den Tabellen angegeben ist, und wie er nun seine Nährstoffzufuhr richtig bemessen soll.

Die Maßeinheit I. E. (= Internationale Einheit) gibt an, wieviel von einer Substanz zum Erreichen einer genau definierten Wirkung erforderlich ist.

Wir müssen außerdem in Betracht ziehen, daß durch die heutige Art der Produktion und Zucht viel Obst, Gemüse und Salat nur noch geringe Mengen der ursprünglichen Nährwerte besitzen. Durch lange Transportwege, Haltbarmachung und Düngen der Pflanzen geht viel verloren, bis die Nahrungsmittel tatsächlich auf unserem Tisch liegen.

Einzelne Lebensmittel und ihre Wirkungsweise

Äpfel

Die heilende Wirkung von Äpfeln ist seit alters bekannt. Jetzt werden einzelne Wirkstoffe näher erforscht.

Für die Wirkungsweise des Apfels sind nicht nur sein Vitamin-C- und Pektingehalt, sondern vor allem auch bestimmte Fermente wesentlich, die zum Teil noch nicht ganz erforscht sind.
Außerdem sind im Apfel höchstwahrscheinlich Substanzen vorhanden, die schleimlösend und entzündungshemmend sowie bakterienbeseitigend wirken.
Durch Äpfel wird die Herzkraft gesteigert. Wahrscheinlich handelt es sich dabei um eine digitalisähnliche Wirkung.
Auch der diastolische Blutdruck wird durch den regelmäßigen Verzehr von Äpfeln auf einen normalen Wert gebracht.
Vor den Mahlzeiten gegessen, wirken Äpfel appetithemmend, da sie selbst sättigend sind.

Frischer Apfelsaft hat wahrscheinlich eine bakteriostatische und virenhemmende Wirkung. Das ergibt sich jedoch erst ab einer Menge von 100 Milliliter pro Tag.
Durch die Pektine, die im Apfel enthalten sind, wird der Blutzucker stabil gehalten. Durch das Essen von Äpfeln kann ein steiler Anstieg des Blutzuckers verhindert werden.
Auch bei rheumatischen Erkrankungen, bei schlecht eingestelltem Blutzucker und bei entzündlichen Erkrankungen im Körper kann der regelmäßige Verzehr von zwei bis drei Äpfeln pro Tag erstaunliche Ergebnisse bringen.
Wenn täglich ein Apfel gegessen wird, sinkt der Cholesterinspiegel etwa um 20 Milligramm pro Jahr.
Bei genetisch bedingter Hypercholesterinämie (das ist eine Erkrankung, bei der der Cholesterinspiegel bei 300 bis 400 liegt) kann der Verzehr von drei bis fünf Äpfeln pro Tag innerhalb eines Jahres eine deutliche Besserung bringen.
Menschen, die regelmäßig Äpfel essen, bekommen auch seltener asthmatische Anfälle.

Die positiven Wirkstoffe der Äpfel sind zu einem großen Teil direkt unter der Schale, dann auch im Kerngehäuse und in den Fruchtfasern enthalten. Es ist also schon aus diesem Grund für die gesunde Ernährung effektiver, ganze Äpfel zu essen, als Apfelsaft zu trinken.

Aprikosen

Aprikosen stehen im Ruf, die Langlebigkeit des menschlichen Organismus zu fördern, insbesondere in Verbindung mit Milchprodukten.
Auch bestimmte Krebsarten sollen durch regelmäßigen Verzehr von Aprikosen (auch getrockneten) verhindert werden können.
Für die krebshemmende Wirkung ist vor allem der gelbe Farbstoff Beta-Karotin maßgeblich.

Artischocken

Die regelmäßige Einnahme von Artischockenextrakten oder frischen Artischocken führt zu einer deutlichen Senkung des Cholesterinspiegels im Blut.
Artischocken fördern den Gallenfluß, und die Kontraktionen der Gallenblase werden verstärkt.
Durch eine direkte Wirkung auf die Henle-Schleife (den haarnadelförmigen Teil der Harnkanälchen in der Niere) wirken Artischocken auch wassertreibend.
Auch die Gallenproduktion innerhalb der Leberzellen wird angeregt. Es werden zudem Stoffwechselvorgänge innerhalb der Leber gefördert und verbessert. Es scheint so zu sein, daß die Artischocke auch an Methylierungsprozessen in der Leber teilnimmt und auf diese Weise dazu führt, daß der Körper schneller entgiftet wird, da giftige Stoffe eine Methylgruppe erhalten und so schneller ausgeschieden werden können.
Aber auch bei Nierenerkrankungen ist ein Artischockenextrakt hilfreich, krankhaft erhöhte Laborwerte zu normalisieren.

Die Artischocke gedeiht in den Mittelmeer- und Balkanländern. Dort ist sie wie bei uns eine hochgeschätzte Delikatesse.

Auberginen

Bei Epilepsiekranken kann sich die Anfallhäufigkeit verringern, wenn man täglich 150 Gramm Auberginen zu sich nimmt. Von 15 Anfällen pro Monat sank die Häufigkeit auf zwei Anfälle pro Monat herab. Im zweiten Jahr der Anwendung waren die Anfälle nur mehr dreimal pro Jahr aufgetreten. Nach einem weiteren Jahr bestand Anfallsfreiheit, die vorher durch andere Mittel nicht erreicht werden konnte.
Auberginen schmecken am besten, wenn sie in Streifen geschnitten, paniert und gebraten werden.

Bananen

Die medizinische Bedeutung der Bananen wurde lange Zeit verkannt. Noch Mitte der fünfziger Jahre glaubte man, daß die Banane eine fad schmeckende Frucht sei, die wenig Vitamine und viele Kalorien habe. In den letzten Jahren haben Bananen jedoch immer mehr medizinische Bedeutung erlangt.

Bananen sind gut für den Verdauungstrakt.

Bei Verdauungsstörungen sollten täglich fünf bis sechs Bananen zwischen den Mahlzeiten gegessen werden, um auf diese Weise überflüssige Magensäure zu binden und Geschwüre ausheilen zu können.
Auch Blähungen können vermieden werden, wenn täglich mindestens drei Bananen gegessen werden.
Bei vielen Arten von Gastritis empfiehlt es sich, täglich ein bis eineinhalb Liter Bananenmilch zu trinken, um auf diese Weise im Magen-Darm-Trakt eine physiologische Bakterienflora aufbauen zu können.

Bei chronischen Magengeschwüren wirken Bananen besser als synthetische magensäureblockierende Pharmaka. Bananen können bestehende Magengeschwüre ausheilen und das Auftreten von Magen- und Zwölffingerdarmgeschwüren verhindern. Für diese Prophylaxe müssen täglich mindestens drei Bananen verzehrt werden.

Aufgrund ihres hohen Pektingehaltes sind Bananen auch bei Dickdarmentzündungen vorteilhaft, da die Bildung von Divertikeln und Fäulnisgasen im Darm verhindert wird.
Auch der Einfluß auf HDLP ist positiv, und es kommt zu einer deutlichen Vermehrung dieser Fettfraktion im Blut. Außerdem wird LDH vermindert. D. h., die Fette, die gut sind fürs Herz, werden gefördert, und die Fette, die eine negative Auswirkung auf die Koronararterien haben, werden verringert. Die Verringerung beträgt bei regelmäßiger Bananenzufuhr 20 bis 25 Prozent.
In tropischen und subtropischen Gegenden, wo die Bananen als Grundnahrungsmittel angesehen werden, ist die Gefahr, an Herzerkrankungen zu sterben, 60 Prozent niedriger als in Deutschland.

HDLP und LDH sind Bestandteile im Blut, die Fette binden und in einem ausgewogenen Verhältnis zueinander stehen sollten, um Herz-Kreislauf-Erkrankungen vorzubeugen.

BLUMENKOHL

Blumenkohl verhindert Krebserkrankungen des Verdauungstraktes.
In gewisser Hinsicht ist Blumenkohl auch imstande, Prostatakrebserkrankungen vorzubeugen.
Männer, die viel Blumenkohl essen, haben einen besonders niedrigen PSA-Wert, der angibt, ob Entzündungen oder bösartige Erkrankungen der Prostata vorliegen. Durch Blumenkohl kann auch ein erhöhter PSA- oder Kalziumwert innerhalb eines Jahres gesenkt werden. Im Durchschnitt beträgt die Senkung 15 bis 20 Prozent. Jedoch ist die Senkungsrate vom Ausgangswert abhängig.

BROKKOLI

Wahrscheinlich sind schwefelhaltige Fermente, die im Brokkoli enthalten sind, der Hauptwirkstoff gegen die verschiedenen Krebsarten.
120 Gramm Brokkoli pro Tag schützen vor allem vor Dickdarmkrebs. Auch die Häufigkeit von Pankreaskarzinomen (Krebs der Bauchspeicheldrüse) soll deutlich zurückgehen, wenn viel Brokkoli gegessen wird.

Der Schutzfaktor, der gegen Krebs schützt, ist von der Dosis abhängig. D. h., je mehr Brokkoli Sie essen, um so größer ist der Schutz gegen bestimmte Krebsarten des Verdauungssystems.

CHAMPIGNONS

Champignons und Austernpilze haben eine stärkende Wirkung.

Bei einem Verzehr von 100 Gramm Champignons pro Tag verzögert sich die Blutgerinnung.
Das Cholesterin kann innerhalb von drei Monaten um 15 Prozent absinken. Das LDH vermindert sich um zehn Prozent. Das HDLP steigt um zwölf Prozent.
Man vermutet, daß ab einer bestimmten Pilzkonzentration ein guter Schutz gegen Viren besteht.
Bei einer längeren Einnahme, z. B. drei Monate lang täglich 100 Gramm Champignons, kann ein sogenannter Anti-Tumor-Effekt nachgewiesen werden. D. h., bei Krebskranken sinken die Tumormarker um einige Prozent ab, wenn sie vorher erhöht waren. Das trifft für Ca, Ca 19, Ca 15 und Cyphra 21.1 zu.
Manche vermuten auch bei Chinamorcheln eine potenz- und antriebssteigernde Wirkung. Das hängt wohl damit zusammen, daß in diesen Pilzen Spurenelemente und Mineralstoffe in einem ausgewogenen Verhältnis vorkommen.
Aus bestimmten Pilzen lassen sich Stoffe extrahieren, die chemisch in der Zusammensetzung dem Amantadine-Hydrochlorid entsprechen, einem Mittel, das gegen Parkinson und Influenza einsetzbar ist. Es wirkt stärkend und muskelentspannend.

CHILIPFEFFER

Bei Bronchitis und Asthma ist Chilipfeffer imstande, die Schleimlösung zu fördern und das Abhusten von zähen Schleimmassen zu erleichtern. Ein Sekretstau in den Bronchien wird durch Chilipfeffer aufgelöst.
Chilipfeffer ist auch gut zur Vorbeugung von Embolien und Thrombosen, weil durch eine ganz bestimmte Menge Chili-

pfeffer Blutgerinnsel am Entstehen gehindert werden oder sich gebildete Blutgerinnsel auflösen können.
Dank seiner entzündungshemmenden Wirkung kann Chilipfeffer auch bei Zahnschmerzen lokal angewendet werden.
In Verbindung mit Ginseng wirkt Chilipfeffer aphrodisierend.
In China glaubt man, daß Chilipfeffer das Leben verlängern könne, und zwar weil bestimmte Alterskrankheiten weniger vorkommen. In erster Linie ist dies die Lungenentzündung, gegen die Chilipfeffer vorbeugend wirkt.
Schmerzhafte Gelenkentzündungen bei seronegativem Rheumatismus können durch eine Chilipfeffersalbe gelindert werden.
Durch eine bestimmte Menge Chilipfeffer kann die Herzkraft gesteigert und die Muskelausdauer erhöht werden. Gerade bei beginnender Herzschwäche ist dieser Effekt am stärksten sichtbar.

ERBSEN

Erbsen sind wahre Vitaminbomben.

Erbsen enthalten Vitamin C, Pantothensäure und die für den Stoffwechsel und die Blutbildung wichtigen B-Vitamine, die in dieser Konzentration sonst nur in Fleisch enthalten sind.
Durch den regelmäßigen Verzehr von Erbsen wird der HDLP-Wert innerhalb eines Jahres gesteigert. Der LDH-Wert sinkt während dieser Zeitspanne um 15 bis 25 Prozent.
Bei Typ-II-Diabetikern kann der Blutzucker innerhalb eines Jahres bis zu 50 Prozent gesenkt werden, wenn jeden Tag mindestens 150 Gramm Erbsen verzehrt werden.
Auch ein erhöhter diastolischer Blutdruckwert kann innerhalb eines Jahres vermindert werden.
Bei hartnäckiger Verstopfung normalisiert sich die Stuhlfrequenz, wenn mindestens 100 bis 200 Gramm Erbsen pro Tag gegessen werden.
Schmerzhafte Hämorrhoiden können innerhalb von vier bis fünf Wochen zurückgehen, wenn während dieser Zeit täglich 150 Gramm Erbsen verzehrt werden.

Sogar auf die Psyche sollen Erbsen einen sanften positiven Einfluß haben.

Auch bei schweren Darmentzündungen ergeben sich innerhalb eines Jahres deutliche Besserungen, die sonst nur durch Kortikoide erreicht werden können. Erbsen fördern die Bewegungen der Darmmuskulatur (Darmperistaltik) und können auch aufgrund ihres Fermentgehaltes Dickdarmbeschwerden vorbeugen und eventuell vor bösartigen Darmerkrankungen schützen.
Bei manchen endomorphen Depressionen können Bohnen oder Erbsen eine leichte stimmungsaufhellende Wirkung zeigen.
Es wird vermutet, daß Hülsenfrüchte die Rezeptoren für Insulin empfindlicher machen können, wodurch der Insulinbedarf langsam abnehmen kann. Bei ernährungsbedingtem Typ-II-Diabetes kann also eine vollkommene Ausheilung erreicht werden, wenn täglich 150 bis 250 Gramm Hülsenfrüchte, über den Tag verteilt, zu den Mahlzeiten eingenommen werden.

Feigen

Feigen wirken entzündungshemmend und hindern Bakterien an ihrem Wachstum.
Äußerlich werden Feigen bei eitrigen Wunden, bei Abszessen und bei Unterschenkelgeschwüren angewendet. Dazu legt man die Feigen auf die betroffenen Hautpartien auf und bindet sie fest. Innerhalb von zwei bis drei Stunden lassen die entzündlichen Erscheinungen nach, und Wunden können innerhalb einiger Tage zuheilen. Vermutlich ist im Fruchtfleisch der Feige ein entzündungshemmender und bakteriostatisch wirksamer Stoff enthalten.

Als Nahrungsmittel fördern Feigen die Magen-Darm-Passage und bewirken einen häufigen Stuhlgang.
Wenn vier bis fünf frische Feigen täglich gegessen werden, gehen Spulwürmer ab. Auch die kleinen weißen Fadenwürmer werden durch Feigenextrakte in der Entwicklung gehemmt und gehen dann leblos ab.

Selbst bei bestimmten Tumorarten wirken Feigen vorbeugend und heilend. Beim Brustkrebs sinken erhöhte Tumormarker innerhalb von drei Wochen um 20 bis 30 Einheiten, je nach der Ausgangslage.

Der Feige kommen auch stimulierende Eigenschaften zu. Die körperliche Kraft und Ausdauer kann zunehmen, wenn regelmäßig zwei bis drei Feigen pro Tag gegessen werden.

Bereits im Altertum wurden Feigen innerlich und äußerlich angewendet.

GERSTE

Gerste senkt den Cholesterinwert und wirkt kräftigend auf das Herz und die Gesamtverfassung.

In Gegenden, wo die Gerste zu den Grundnahrungsmitteln gehört, sind der Cholesterinspiegel sowie der LDH-Wert besonders niedrig. Das sich positiv auswirkende HDLP liegt hingegen im normalen Bereich.

In Afghanistan, Pakistan und Indochina wird viel Gerste gegessen. Dort ist die Quote der Herzinfarkte besonders niedrig. Es scheint in der Gerste ein Schutzstoff vorhanden zu sein, der die Herzkranzgefäße vor Verengungen schützt.

Die Gerste scheint auch so zu wirken, daß die Produktion von körpereigenem Cholesterin gebremst wird. Wenn jeden Tag Gerste verzehrt wird, reguliert sich ein überhöhter Cholesterinspiegel. Wenn die Gerstendiät durchgehalten wird, kann auf jedes chemische cholesterinsenkende Mittel verzichtet werden.

Im Altertum galt Gerste als bewährtes Stärkungsmittel. Soldaten, Gladiatoren und Sportler nahmen täglich einen Teller gekochter Gerste zu sich, um eine erhöhte Vitalität zu erreichen.

HAFER

Hafer kann ebenfalls die Herzkraft deutlich stärken und den Cholesterinspiegel absenken.

Hafer weist zudem eine antiallergische und antiphlogistische Wirkung auf. D. h., Gelenkentzündungen und rheumatische Erkrankungen können durch Haferextrakt gelindert werden.

Der Blutzucker wird durch Hafer gesenkt, wenn er erhöht ist; gesteigert, wenn er zu tief ist.
Bei Menschen, die Haferextrakte nicht gewöhnt sind, kann eine leicht abführende Wirkung eintreten.
Im Hafer sind Alkaloide enthalten, die das Verlangen nach Tabak herabsetzen können. Hafer kann also auch als Mittel zur Rauchentwöhnung eingesetzt werden.
Wenn täglich 150 bis 200 Gramm Hafer gegessen werden, kann der Cholesterinspiegel im Blut gesenkt werden.

Hafer hat eine direkte Einwirkung auf die Herzmuskulatur und verstärkt das Herzschlagvolumen.

Als Abführmittel hat sich besonders Haferkleie bewährt, da es hier besonders auf den Rohfasergehalt des Hafers ankommt.
Beim Typ-II-Diabetes, d. h. beim ernährungsbedingten Altersdiabetes, ist mit einer Stabilisierung des Blutzuckerspiegels zu rechnen, wenn täglich 200 Gramm Haferflocken verzehrt werden. Hafer kann den schnellen Blutzuckeranstieg nach einer kohlenhydratreichen Nahrung bremsen.
Bei Menschen, die sehr viel Hafer essen, ist das Krebsrisiko dreimal geringer als bei anderen.
Durch den hohen Ballaststoffgehalt ist Hafer imstande, Hämorrhoiden und Divertikeln im Darm vorzubeugen.
Hafer kann auch zur Nachbehandlung einer Neurodermitis eingesetzt werden, da im Hafer Alkaloide enthalten sind, die auf die Epidermis entzündungshemmend wirken.

Haferkleie

Kleie ist infolge des Ballaststoffgehaltes gut bei Verdauungsbeschwerden und hilft sehr gut bei Verstopfung.
Durch die Kleie werden die Darmbewegungen angeregt, wodurch die Verweildauer von krebserregenden Stoffen im Darm kürzer ist. Auf diese Weise kann Krebsarten des Verdauungstraktes vorgebeugt werden.
In Gegenden, in denen viele Ballaststoffe auf der Basis von Kleie gegessen werden, z. B. in Süd- und Zentralafrika, ist die Rate der Menschen, die an Dickdarmkrebs erkranken, äußerst gering (rund 100mal geringer als in Mitteleuropa). In

dem Ausmaß, in dem in Mitteleuropa der Anteil an Ballaststoffen durch ständig verfeinerte Getreideprodukte zurückging, stieg die Quote der Dickdarmkrebserkrankungen an.
Wenn die Verweildauer der Nahrung im Dickdarm verringert wird, treten seltener Hämorrhoiden, Divertikel und Venenstauungen im Enddarm auf.

Honig

Honig ist nicht nur ein gesundes Süßmittel, er hat auch zahlreiche heilende Fähigkeiten.
Unterschenkelgeschwüre heilen durch Honigauflagen in einigen Wochen ab.
Bei Asthma hilft Honig, chemische Heilmittel zu reduzieren. Durch fünf Eßlöffel Honig am Tag kann die Kortisoneinnahme von 30 Milligramm auf 5 Milligramm täglich reduziert werden, was die Gefahr von Nebenwirkungen deutlich verringert.

Wenn Sie Speisen und Getränke mit Honig süßen, können Sie den schädlichen Zucker meiden.

Honig hat die Eigenschaft, Staphylokokken und Streptokokken am Wachstum zu hindern. Dadurch kann Honig Halsschmerzen und Schluckbeschwerden lindern.
Eine Mischung aus Honig und Spitzwegerichsirup ist imstande, bei chronischem Hustenreiz eine deutliche Besserung zu erreichen.
Bei Menschen mit hartnäckiger Schlaflosigkeit kann ein Eßlöffel Honig in einem großen Glas warmer Milch das Einschlafen fördern. Wer an Schlafmittel gewöhnt ist, kann die Schlafmitteldosis halbieren.
Auch bei Magen- und Zwölffingerdarmgeschwüren vermag Honig heftige Eingeweideschmerzen innerhalb einer Dreiwochenkur zu beseitigen.

Ingwer

Ingwer bewirkt bei der Reisekrankheit oder auch bei Schwindelzuständen, die vom Innenohr ausgehen, eine deutliche Besserung.

Ingwerwurzelextrakte können Schwindel und Folgen der Reisekrankheit schneller beseitigen als die synthetischen Antihistaminika.

Ingwer beugt Embolien und Blutgerinnungen vor, die zu Herzinfarkt oder Schlaganfall führen können. Die tägliche Einnahme von fünf Gramm Himalajaingwer schützt vor Schlaganfall oder Herzinfarkt.

Ingwer kann vor Herz-Kreislauf-Störungen schützen. Die Wirkung ist der von Zwiebel und Knoblauch weit überlegen.

Schon in ganz geringer Wirkstoffkonzentration ist Ingwer imstande, drohende Herzinfarkte zu verhindern und Angina-pectoris-Anfällen vorzubeugen.

Ingwer kann nicht nur Herzanfälle verhindern, sondern auch durch einen noch ungeklärten Wirkungsmechanismus die Herzkraft steigern.

Ingwer ist imstande, auch zentral bedingtem Erbrechen vorzubeugen. D. h., bei Gehirntumoren kann Ingwer als brechreizverhinderndes Mittel eingesetzt werden.

Bei krankhaft erhöhter Magensaftsekretion hilft Ingwer, die Magensaftabsonderung zu normalisieren.

Aufgrund von entzündungshemmenden und bakteriostatischen Wirkungen verhindert Ingwer die Bildung von Magen- und Zwölffingerdarmgeschwüren.

Auch Krebsarten des Verdauungstraktes können durch Ingwer verhindert werden. Die vorbeugende Dosis beträgt fünf Gramm Ingwerpulver pro Tag.

Bei einer Dreiwochenkur mit Ingwer (täglich zehn Gramm Ingwerpulver) sinkt der Cholesterinspiegel, und das HDLP normalisiert sich.

Bei Brustdrüsenkarzinom sinken erhöhte Kalziumwerte im Verlauf von sechs Wochen um 20 Prozent ab.

JOGHURT

An therapeutischen Eigenschaften ist die bakteriostatische Wirksamkeit hervorzuheben, d. h., Bakterien werden am Wachstum gehemmt (mindestens 50 Gramm pro Tag).

Außerdem wirkt Joghurt bakterizid, also keimtötend (150 bis 200 Gramm am Tag). Er vernichtet also auch Krankheitserreger, die z. B. Magen- und Darmprobleme verursachen.

Bei jeder Art von Antibiotikagabe sollte Joghurt dazugegeben werden, damit die physiologische Bakterienflora erhalten bleibt.
Bei Durchfällen und Verstopfung kann Joghurt die normale Darmperistaltik wiederherstellen.
Bei normalem Durchfall, aber auch bei Reisedurchfall wird der Darmtrakt mit einer physiologischen Bakterienflora besetzt, wodurch krank machende Bakterien am Ausbreiten gehindert werden.
Die therapeutischen Eigenschaften von Joghurt hängen in erster Linie davon ab, welche Art von Milchsäurebakterien überwiegt. So ist z. B. Kefir besonders gut bei Durchfall wirksam, während die normalen Milchsäurebakterien vor allem bei Pilzinfektionen des Darms hilfreich sind.

Bei manchen Pilzinfektionen ist Joghurt ein wirksameres Mittel gegen Pilze als Nystatin.

Da Joghurt im Körper die bakterielle Besiedelung im Darm normalisiert, indem pathogene Keime durch Milchsäurebakterien verdrängt werden, sinkt das Risiko, an einer Krebserkrankung im Eingeweidetrakt zu erkranken.
Joghurt ist außerdem imstande, einen erhöhten Cholesterinspiegel innerhalb von vier bis sechs Wochen um 20 Prozent zu vermindern.
Durch eine Eigenart der Milchsäurebakterien im Joghurt kann das Immunsystem gestärkt und die Infektionsabwehr verbessert werden.
Joghurt soll auch helfen, bösartige Erkrankungen der Bauchspeicheldrüse zu vermeiden.
Sein hoher Kalziumgehalt fördert den Knochenaufbau!

Kaffee

Bei Ermüdungserscheinungen kann Kaffee, in Maßen genossen, die geistige sowie die körperliche Leistungsfähigkeit steigern. Die optimale Menge liegt bei zwei bis drei Tassen Kaffee am Tag.
Bei reaktiven Depressionen kann Kaffee vorübergehend die Stimmung heben.

Kaffee hat den Ruf, Kreislauf und Magen zu belasten. Aber richtig angewendet, kann er auch Heilwirkungen entfalten.

Außerdem wurde festgestellt, daß Kaffee die Assoziationsfähigkeit um 25 Prozent steigern kann, was jedoch mit dem Alter immer weniger wird.
Beim Geschicklichkeitstest kommt es durch Koffein eher zu einer Verschlechterung der Leistungsfähigkeit.
Wenn Kaffee bei Asthmatikern eingesetzt wird, kann die Menge an Glukokortikoiden um 30 Prozent vermindert werden, denn Kaffee wirkt bronchienerweiternd. Durch einen antiallergischen Faktor, der im Kaffee enthalten ist, wird auch die Häufigkeit der großen Asthmaanfälle mit Erstikkungsgefühl reduziert.
Im Alter können durch Kaffee Gleichgewichtsstörungen, Schwindel und Vergeßlichkeit recht gut beeinflußt werden.
Bei übermäßigem Kaffeegenuß (mehr als fünf oder sechs Tassen pro Tag) können Herzrhythmusstörungen auftreten, und die Herzkraft kann langsam nachlassen. Auch die Häufigkeit von Herzinfarkten kann zunehmen.
Bei einem empfindlichen Magen sollte auf Kaffee verzichtet werden. Jedoch macht die Zugabe von ausreichend Milch oder Sahne das Getränk bekömmlicher.
Wenn jemand zu Angst- oder Panikattacken neigt, sollte individuell geprüft werden, ob auf Kaffee verzichtet werden soll. Denn Angstzustände, kalter Schweiß und ein unangenehmes Schwindelgefühl könnten eventuell durch Kaffee verstärkt auftreten.

Karotten

Die regelmäßige Einnahme von Karotten kann bestimmte Fettfraktionen im Blut herabsetzen. Besonders LDH wird um rund 20 Prozent vermindert, wenn zwei Monate lang mindestens 70 Gramm Karotten am Tag gegessen werden. Auch das Gesamtcholesterin wird durch Karotten bei einer sechswöchigen Kur um 15 Prozent gesenkt. Wenn die Karottenkur zwei Jahre durchgeführt wird, gibt es eine Senkung um durchschnittlich 25 Prozent. Das reicht aus, um die Herzinfarktgefahr um 30 Prozent zu verringern.

Infarktgefährdete Menschen sollen also über eine längere Zeit hinweg regelmäßig Karotten (70 Gramm am Tag) essen. Sie setzen damit das Infarktrisiko drastisch herab.
Durch den Karotingehalt ist es auch möglich, daß bei einer längeren Einnahme von Karotten bestimmte Hautkrankheiten milder verlaufen. So kann z. B. bei der Neurodermitis der Juckreiz vermindert werden.
Durch Karotten kann auch – längere Einnahme vorausgesetzt – ein bestehendes Karzinom des Dickdarms, des Dünndarms oder der Bauchspeicheldrüse am Weiterwachstum gehindert werden.
Eigene Untersuchungen haben ergeben, daß bei zehn Pankreaskopftumoren die Tumormarker innerhalb eines Jahres deutlich abgesunken sind. Auch die Gefahr von Hautkrebs wird durch Karotten vermindert: Vermutlich könnte das Verzehren von drei bis fünf Karotten täglich die Anzahl der Platten-epithelkarzinome weltweit um 70 Prozent vermindern. Das wären dann 60 000 Todesfälle pro Jahr weniger. Die Karotten können also – vermutlich infolge ihres hohen Beta-Karotingehaltes – vor Krebs schützen.

Kartoffeln

Aufgrund eines ausgewogenen Verhältnisses von Spurenelementen und Vitaminen steigern Kartoffeln die Widerstandsfähigkeit des Körpers.

Kartoffeln wirken entzündungshemmend und haben einen hohen Kaliumgehalt.

Der Kaliumgehalt der Kartoffeln wirkt sich besonders günstig auf Herzkrankheiten und auf Wasseransammlungen im Körper aus.
Bei Rheumatismus und Gelenkbeschwerden können Kartoffeln Entzündungen lindern und Schmerzen deutlich herabsetzen. Auch die Schwellungen in den Gelenken gehen durch eine Kartoffeldiät, die mindestens drei Monate lang eingehalten werden muß, zurück. Wenn Kartoffeln auf geschwollene Gelenke aufgetragen werden, bessert sich die Entzündung.

Kartoffeln können Viren im Verdauungsbereich beseitigen und so zur Heilung von Erkrankungen in Magen und Darm beitragen.
Eine Kartoffelkur, bei der nur wenig Eiweiß verzehrt wurde, ergab bei Typ-II-Diabetikern nach einem halben Jahr eine deutliche Verminderung der Überzuckerung. Vielleicht wirkt die Kartoffelkur deswegen so gut, weil sie das Gegenteil der hyperkalorischen Eiweißmast ist, die Diabetes erzeugt.

Kirschen

Frische Kirschen gibt es nur eine begrenzte Zeit im Frühsommer des Jahres. Diese Zeit sollten Sie nutzen für eine konsequente Kirschenkur.

In Kirschen sind zahlreiche Mineralstoffe enthalten, u. a. auch Kalium und Magnesium. Deshalb werden Kirschen seit Tausenden von Jahren schon eingesetzt, um die Anfallsbereitschaft bei Epilepsie herabzusetzen. Ebenso wirkt ein Tee minimierend, der aus getrockneten Kirschenstengeln zubereitet wird.
Der Saft aus sauren Kirschen hat bei Asthma eine schleimlösende und anfallsmildernde Wirkung. Wenn mindestens 200 Milliliter Weichselsaft getrunken werden, ist die Anfallshäufigkeit bei Asthma deutlich geringer.
Wenn zur Zeit der Kirschreife im Juli eine dreiwöchige Kirschenkur durchgeführt wird, mit täglich 300 Gramm Kirschen, sinkt der Harnsäurespiegel deutlich. Dadurch verschwinden Gichtdauerschmerzen sowie Gichtanfälle. Bei einer länger andauernden Kirschenkur können auch die Gichtfolgeerscheinungen, wie z. B. chronische Nierenleiden, günstig beeinflußt werden.

Knoblauch

Knoblauch ist sehr gut für das Herz- und Gefäßsystem, er wirkt sich sehr günstig auf das Blutbild aus.
Die Thrombosehäufigkeit wird vermindert, das Blut verdünnt und eine vorzeitige Blutgerinnung verhindert. Dadurch beugt Knoblauch Embolien vor. Innere Blutgerinnsel werden durch Knoblauchextrakte schnell und gut aufgelöst bzw. unschädlich gemacht.

Zur Senkung des Blutcholesteringehaltes wirkt Knoblauch besser als das herkömmliche pharmazeutische Präparat Clofibrat. Auch bei stark erhöhtem Cholesterinspiegel sinkt nach einer täglichen Einnahme von drei Knoblauchzehen innerhalb eines Jahres der Cholesterinspiegel auf einen gesunden Wert. Die Werte der Lipoproteine im Blut, der LDL ebenso wie der HDL, werden durch die regelmäßige Einnahme von Knoblauch korrigiert und harmonisiert.
Aber auch Arterien, die anfällig für Arteriosklerose sind, werden durch Knoblauch bereits in niedriger Dosierung geschützt. Wenn der Cholesterinwert auf einen normalen Wert gesunken ist, genügen zwei Knoblauchzehen pro Tag, um dieses Niveau halten zu können.

Knoblauch hat aber noch eine große Anzahl anderer günstiger Eigenschaften.
Wer regelmäßig Knoblauch zu sich nimmt, leidet weniger an Bronchitis und Asthmaanfällen. Denn im Knoblauch ist eine Kombination von ätherischen Ölen vorhanden, die stark schleimlösend wirkt. Bei Langzeituntersuchungen wurde festgestellt, daß Knoblauch chronische Bronchitis verhindern kann. Für diesen pharmazeutischen Effekt waren drei Knoblauchzehen pro Tag notwendig.
Zahlreiche epidemiologische Untersuchungen legen nahe, daß Knoblauch auch hervorragend gegen Krebsgeschwülste eingesetzt werden kann. Die Häufigkeit, an Brustkrebs zu erkranken, ist bei Knoblauchesserinnen deutlich geringer als bei Frauen, die auf Knoblauch verzichten.
Aber auch Leberfunktionsstörungen mit erhöhten Gamma-GT-Werten lassen sich durch das regelmäßige Einnehmen von Knoblauchperlen und frischem Knoblauch bessern.
Im Knoblauch scheint auch ein pharmakologisch wirksames Mittel enthalten zu sein, das die Bildung von Darmkrebs verhindern kann.
Auch die Neigung zu Herzinfarkt wird bei einer Dosis von fünf Knoblauchzehen pro Tag geringer.

Der Genuß von frischem Knoblauch führt zu Körperausdünstungen, die von manchen Leuten abgelehnt werden.
Bei Knoblauchperlen und anderen Knoblauchpräparaten treten diese Ausdünstungen nicht auf.

Knoblauch gehört zu den ersten Nutzpflanzen der Menschheit – er ist so alt wie die menschliche Kultur überhaupt. Vor 4500 Jahren wurden im Zweistromland (Mesopotamien) Knoblauch- und Zwiebelgewächse als Nahrungsmittel angebaut.
Schon seit Jahrhunderten werden Knoblauchzehen medizinisch verwendet als Mittel zur Beeinflussung der Blutgerinnung, als entzündungshemmendes Mittel, als wassertreibendes Mittel, als Mittel gegen Bandwürmer und Spulwürmer. Knoblauch wurde auch als Aphrodisiakum verwendet. Aber auch bei Magenblähungen, bei Abszessen und Unterschenkelgeschwüren wurde Knoblauch erfolgreich eingesetzt. In der Volksmedizin fand Knoblauch hauptsächlich bei Arterienverkalkung, bei Gelenkbeschwerden, bei Atembeschwerden, aber auch bei Zuckerkrankheit, epileptischen Anfällen, bei Hämorrhoiden, Zahn- und Mundentzündungen Verwendung. Selbst bei Gangränen und offenen Wunden kann durch die antiseptische Knoblauchwirkung innerhalb einer kurzen Zeit eine deutliche Besserung eintreten.

KOHL

Insbesondere Brokkoli, Rosenkohl und Blumenkohl schützen vor vielen Zivilisationskrankheiten.

Das Risiko, an Dickdarmkrebs zu erkranken, kann verringert werden, wenn mindestens dreimal wöchentlich Kohl gegessen wird. In den Kohlblättern ist ein Alkaloid enthalten, das die oberflächliche Schicht der Magen- und Darmschleimhaut schützen kann.
Nach neueren Untersuchungen muß wöchentlich mindestens dreimal Kohl gegessen werden, um bestimmte Tumorarten am Auftreten zu hindern.
Kohl schützt vor verschiedenen Zivilisationskrankheiten und gehört damit zu den Lebensmitteln, die die Lebensspanne deutlich verlängern können.
Durch den Gehalt von schwefelhaltigen Fermenten wird das Immunsystem stimuliert, und fieberhafte Erkrankungen nehmen deutlich ab.

In den Kohlblättern sind auch bakteriostatisch wirksame Fermente enthalten. Selbst das Virenwachstum wird durch das Essen von rohem oder gekochtem Kohl gebremst.

Schon vor 2000 Jahren wurde Kohl verwendet, um schlecht heilende Wunden heilen zu lassen. Auch Unterschenkelgeschwüre können sich durch die Auflage von Kohlblättern innerhalb von einigen Wochen schließen.
Im Kohl scheint sogar ein Wachstumsfaktor vorhanden zu sein, der das Längenwachstum von Kindern fördert.

Kürbisse

200 Gramm Kürbis am Tag können das Lungenkrebsrisiko um 40 Prozent senken.
Die Kürbissamen sind schon an die 2000 Jahre als Mittel gegen Prostataerkrankungen in Verwendung.
In den Kürbiskernen sind Alkaloide enthalten, die aufgrund eines hohen Mineralstoffgehaltes die Ausweitung von Krebserkrankungen bremsen können. Vielleicht werden durch Bestandteile, die im Kürbis vorhanden sind, Verdauungsprozesse gefördert, so daß die Einwirkungszeit von krebserregenden Substanzen der Nahrung verkürzt wird. Es kommen aber im Kürbis auch Karotine vor, die freie Radikale chemisch binden können.

Eine im Garten gehegte Kürbispflanze kann bis zu 70 Kilogramm schwere Früchte entwickeln – gesunde Nahrung im Überfluß!

Das Kürbisfruchtfleisch hat bei regelmäßiger Einnahme eine krebsvorbeugende Wirkung. Besonders Lungenkrebs, Krebs des Verdauungstraktes, des Kehlkopfes und der Urogenitalsysteme werden verhütet. Damit Kürbis als Krebsprophylaktikum wirken kann, sollte man zur Zeit, wenn der Kürbis reif ist – das ist im August und im September –, täglich mindestens 200 bis 300 Gramm davon essen.
Kürbiskerne werden bereits seit Jahrhunderten gegen Maden und Spulwürmer eingesetzt. Bandwürmer lassen sich durch Kürbiskerne ebenfalls vertreiben. Jedoch sind größere Mengen notwendig, um den gewünschten Effekt der Vorbeugung gegen Darmparasiten zu erreichen.

MAIS

Im Mais sind Alkaloide enthalten, die vorbeugend gegen den Krebs der Eingeweide wirken. Der Verzehr von größeren Mengen Mais kann auch vor Brustkrebs und Prostatakrebs schützen.

Bei Müdigkeit wirkt die Einnahme von Maiskörnern als angenehmes Stimulans, das auch das Gedächtnis fördern kann.

Bei regelmäßiger Einnahme von täglich 20 Gramm Maisöl sinkt das Blutcholesterin, und die Triglyzeride normalisieren sich.

Bestimmte Fettarten, die im Blut vorkommen und zu Herzinfarkt und Herzkrankheiten führen, werden durch Maiskonsum auf ein normales Niveau gebracht, und damit wird das Risiko einer Erkrankung geringer. Bei täglichem Verzehr von 50 Gramm Maiskörnern normalisieren sich die HDLP-Werte. Aus diesem Grund kommen in Ländern, in denen viel Mais verzehrt wird, Herzkrankheiten eher selten vor. Die Länder mit einem hohen Maisverzehr sind Italien, Spanien, also die Mittelmeerländer, und bestimmte südamerikanische Staaten.

MELONEN

Auch in Melonen ist ein Faktor enthalten, der möglicherweise Krebserkrankungen vorbeugen hilft.

Bestimmte Fermente, die in Melonen – insbesondere in Zukkermelonen – vorkommen, sind imstande, erhöhte Leberwerte zu korrigieren. Bei 20 alkoholbedingten Leberschäden, bei denen die Leberwerte deutlich erhöht waren, sanken nach einer einjährigen Melonenkur von 200 Gramm täglich die Werte in den normalen Bereich. D. h., regelmäßiger Melonenverzehr kann Leberkrankheiten im Anfangsstadium ausheilen. Als besonders wirkungsvoll hat sich die Melonenkur dann erwiesen, wenn der Leberschaden durch Alkohol hervorgerufen worden ist.

Bei Hepatitis C wurden Verbesserungen der Leberwerte ebenfalls festgestellt, jedoch nicht so signifikant wie bei der alkoholbedingten Leberschädigung.

Durch den regelmäßigen Verzehr von Melonen kann die Blutgerinnung verzögert werden, denn in der Melone sind

Fermente vorhanden, die die Blutplättchen daran hindern, sich zusammenzuballen und das Blut zum Stocken zu bringen. Aufgrund dieser Wirkungen können Melonen Herzinfarkte und Schlaganfälle verhindern. Der gerinnungshemmende Effekt der Melonen kann durch Weidenrindenextrakte noch verstärkt werden.
In Gegenden, in denen sehr viele Melonen gegessen werden, z. B. in den Mittelmeerländern, ist das Risiko, einen Schlaganfall zu erleiden, deutlich geringer als in nördlicheren Ländern.

Melonen gehören zu den Kürbisgewächsen. Neben den Wassermelonen gibt es die Zuckermelonen, die einen besonders hohen Wirkstoffgehalt haben.

Olivenöl (kaltgepresst)

Olivenöl wirkt cholesterinsenkend und ist darum gut für die Herzmuskulatur und für die Herzdurchblutung. Die Herzkranzgefäße werden besser durchblutet, wenn drei Monate hindurch morgens ein Eßlöffel Olivenöl eingenommen wird. Das HDLP-Cholesterin wird angehoben.
Infolge noch zum Teil ungeklärter Mineralstoffe ist Olivenöl imstande, die Vitalität zu steigern und die körperliche Leistungsfähigkeit deutlich zu verbessern.
Bei älteren Menschen, die täglich einen Eßlöffel Olivenöl zu sich nehmen, sind Aktivität, Vitalität und geistige Regsamkeit erhöht.
Wenn jeden Tag ein Eßlöffel Olivenöl eingenommen wird, normalisiert sich mit der Zeit auch der systolische und diastolische Blutdruck.
Das Olivenöl wirkt am besten, wenn auf tierische Fette verzichtet wird.

Orangen

Wie viele andere Obstsorten können auch Orangen bei regelmäßigem Verzehr erhöhte Cholesterinwerte im Blut sinken lassen.
Bereits durch Arteriosklerose eingeengte Herzkranzgefäße können sich bis zu einem bestimmten Ausmaß wieder öffnen.

Durch den Pektingehalt der Orangen lassen sich Verdauungsbeschwerden einigermaßen in den Griff bekommen.
Sie sollten auch die weißen Häutchen zwischen den einzelnen Spalten essen, weil auf diese Weise dann auch für Kapillaren und Blutgefäße wirksame Substanzen aufgenommen werden.
Orangen schützen vor bösartigen Krebserkrankungen der Eingeweide. Besonders groß ist die Schutzwirkung vor Bauchspeicheldrüsenkopf-Karzinomen.

Orangen können sowohl Viren als auch Bakterien am Wachstum hindern.
Orangen hemmen außerdem das Pilzwachstum. Pilzinfektionen, insbesondere durch Candida-Pilze, können durch den täglichen Verzehr von drei Orangen zum Stillstand gebracht werden.

PREISELBEEREN

Die gute Wirkung der Preiselbeeren auf die Desinfektion der Harnwege kann durch bakteriologische Untersuchungen nachgewiesen werden.

In Preiselbeeren ist wie in den Orangen ein Stoff enthalten, der sowohl Bakterien als auch Viren an der Vermehrung hindert. Wenn drei Monate hindurch täglich 200 Milliliter Preiselbeersaft getrunken werden, kann durch die Nitritprobe festgestellt werden, daß der Harn keimfrei wird.
Durch die regelmäßige Einnahme von Preiselbeersaft kann auch Nierensteinen, besonders Kalziumoxalatsteinen, vorgebeugt werden.
Auch Beschwerden beim Wasserlassen (Dysurie) werden durch Preiselbeeren gelindert, wenn drei Wochen lang täglich 100 Gramm gegessen werden. Nach einer längeren Einnahmezeit können solche Beschwerden fast vollkommen beseitigt werden.
Die antiseptische Wirkung der Preiselbeeren betrifft nicht nur die ableitenden Harnwege, sondern auch die oberen Harnwege ab dem Nierenbecken. Früher hat man vermutet, daß es sich bei dem Stoff, der die Harnwege keimfrei hält, um die Hippursäure handelt. Jedoch sind noch andere Fak-

toren beteiligt, wie z. B. der Vitamin-C-Gehalt oder auch der Gehalt an gefäßabdichtendem Vitamin P.
Da chronische Blasenentzündungen und Infektionen der Harnleiter zu einer Mitbeteiligung der Prostata führen können, sind Preiselbeeren auch ein Schutz vor Infektionen und Entzündungen der Prostata.
Ebenso wirken bei Frauen, bei denen aufgrund der anatomischen Voraussetzungen die Harnröhre viel infektionsanfälliger ist als bei Männern, Preiselbeerextrakte entzündungshemmend und bei Dysurie schmerzbefreiend.
Doch es ist notwendig, bei stärkeren Beschwerden beim Wasserlassen bakterielle Untersuchungen zu veranlassen. Denn Preiselbeeren wirken nur bei ganz bestimmten Keimen. Rund 70 Prozent aller Keime, die Harnwegsinfekte verursachen, sind nach einer einwöchigen Kur mit Preiselbeersaft abgetötet.

Reis

Bei hohem Blutdruck, auch beim therapieresistenten hohen Blutdruck, kann eine Reiskur von drei Wochen die Blutdruckwerte wieder in den normalen Bereich bringen.
In Familien, in denen Nierensteine öfters vorgekommen sind, sollte der Reis zum täglichen Bestandteil der Nahrung gehören. Besonders empfehlenswert ist der braune Naturreis, der noch Teile der Reiskleie enthält.
Hartnäckige Hauterkrankungen, wie z. B. Schuppenflechte und Neurodermitis, können durch eine Reiskur, die mindestens fünf bis sechs Wochen dauern soll, deutlich gebessert werden.

Bei empfindlichem Magen, bei Magen-Darm-Geschwüren, sogar bei Colitis ulcerosa ist Reis eine bekömmliche und leichte Kostform. Bei Magengeschwüren trinken Sie stündlich Reiswasser, das leicht gewürzt werden kann. Nach einer Dreiwochenkur mit Reiswasser gehen die Geschwüre deutlich zurück.

Im Naturreis sind Stoffe vorhanden, die bösartige Erkrankungen des Eingeweidesystems verhindern können.

Bei Zuckerkrankheit kann eine Reiskur ein zu starkes Ansteigen des Blutzuckers bremsen. Besonders wirksam ist dieser Effekt beim Typ-II-Diabetes.
Auch bei Durchfallerkrankungen, die bei Kindern sehr gefährlich sein können, hilft eine Reiskur, die Stuhlmenge und die Stuhlkonsistenz zu normalisieren. Welche Fermente und Stoffe im Reis vorhanden sind, die für diesen Effekt verantwortlich sind, ist noch nicht geklärt.

RUSSISCHER TEE

Russischer Tee ist eine Sorte des schwarzen Tees mit besonders kräftigem, malzigem Aroma.

Russischer Tee hilft gut bei Asthma. Durch drei Tassen Tee täglich werden Asthmaanfälle leichter und treten nicht mehr so häufig auf. Das kommt durch den Gehalt an Theophyllin, das die Bronchien erweitert und das Abhusten von zähflüssigem Schleim erleichtert.
Durch diesen Tee werden auch die Kapillaren besser durchblutet. Ein erhöhter oder ein zu niedriger Blutdruck wird durch Teetrinken normalisiert.
Im Tee sind Stoffe enthalten, die das Immunsystem stabilisieren und die Anfälligkeit gegenüber Viruserkrankungen mindern.
Durch den Tee wird zudem der Blutcholesteringehalt normalisiert. LDH wird vermindert, und HDLP wird mindestens um zehn Prozent gesteigert, wenn drei Wochen hindurch täglich zwei Tassen Schwarztee getrunken werden. Wegen seines Tanningehaltes wird er auch bei Durchfall erfolgreich eingesetzt. Besonders Influenzaviren können durch Schwarztee an der Ausbreitung gehindert werden.

Grüner Tee kann eingesetzt werden, um eine Virushepatitis günstig zu beeinflussen. Eine vierwöchige Teekur verbessert die Werte deutlich.
Bemerkenswert ist es auch, daß durch regelmäßiges Teetrinken eine subjektive Besserung des Allgemeinzustandes eintritt. Sowohl grüner Tee als auch Schwarztee haben anscheinend stimmungsaufhellende Wirkung.

Bei drei Tassen Tee pro Tag wird die Thrombosehäufigkeit herabgesetzt. Auf diese Weise könnte Schlaganfällen und Herzinfarkten vorgebeugt werden. Im Tee sind Schutzstoffe enthalten, die dem Auftreten von Koronararterienerkrankungen vorbeugen.

Sojabohnen

Sojabohnen haben die Eigenschaft, Herz und Kreislauf zu stabilisieren. Durch Sojabohnen (mindestens 30 Gramm täglich) steigt die Herzleistung, das Schlagvolumen wird vermehrt, die Herzarbeit wird ökonomischer.
Wenn 60 Prozent des Eiweißbedarfes durch Sojabohnen gedeckt werden, sinkt das Risiko, an Herzinfarkt oder Schlaganfall zu sterben, rapide.
Sogar bei koronarer Herzkrankheit läßt sich das Fortschreiten der Erkrankung reduzieren. Bei einer Sojabohnenkur, die über ein ganzes Jahr durchgeführt wurde, wurde sichtbar, daß sich bei Herzinfarktpatienten sogar die EKG-Ableitungen normalisierten.
Sojabohnen können außerdem das Immunsystem stärken. Und dadurch entsteht auch ein tumorhemmender Effekt. Bei einem regelmäßigen Verzehr von 50 Gramm Sojabohnen pro Tag wird das Risiko, an Krebs zu erkranken, deutlich gesenkt.
Daß die Lebenserwartung von Japanern um zehn Prozent höher ist als in Mitteleuropa, liegt wahrscheinlich daran, daß in Japan zu jeder Mahlzeit ein Sojabohnengericht gehört. Auch die Häufigkeit von Brustkrebserkrankungen ist in Japan viermal geringer als in Europa.
Sojabohnen können nicht nur das Blutcholesterin, sondern vor allem auch einen erhöhten Triglyzeridspiegel senken.
Sogar bei Menschen mit angeborenen Stoffwechselstörungen lassen sich nach einem halben Jahr deutlich bessere Cholesterin- und Triglyzeridwerte finden.
In Sojabohnen sind Substanzen enthalten, die die Bildung von Gallensteinen verhindern können.

Wer regelmäßig Sojabohnen ißt, kann so seinen Blutcholesterinspiegel senken, seinen Blutdruck normalisieren und die Verdauung wieder in Ordnung bringen.

Durch den Gehalt an Ballaststoffen bewirken Sojabohnen eine bessere Verdauung.
In Sojabohnen sind auch pflanzliche, östrogenartig wirkende Alkaloide vorhanden, die bei Frauen in den Wechseljahren ein Hormondefizit ausgleichen können.

Sojabohnen haben ferner die Eigenschaft, den Blutzuckerspiegel konstant zu halten. D. h., nach dem Verzehr von Sojabohnen gibt es keinen raschen Anstieg des Blutzuckers, wie es bei anderen Gemüsen und Nahrungsmitteln der Fall ist. Das bedeutet aber auch, daß Mahlzeiten mit Sojabohnen zu einer lang anhaltenden Sättigung führen.

Schwarzbeeren (Heidelbeeren)

Durch ihren hohen Tanningehalt wirken Schwarzbeeren gut gegen Durchfall.
Bei kindlichen Durchfallerkrankungen reichen 30 bis 40 Gramm Schwarzbeeren pro Tag aus. Dabei ist der Zusatz von Antibiotika nicht mehr notwendig, denn Schwarzbeeren haben selbst bakteriostatische und virostatische Eigenschaften.
Aufgrund noch ungeklärter Wirkstoffe sind Schwarzbeeren imstande, Gehirnverkalkungen entgegenzuwirken. Besonders Verkalkungen der Halsschlagader und der Gehirnbasisgefäße können verhindert werden.

Schwarze Johannisbeeren

Die schwarze Johannisbeere ist reich an Vitamin C. Ihre Heilkraft wird in der Volksmedizin schon seit langem genutzt.

Durch Johannisbeeren kann der Cholesterinspiegel gesenkt und Herzkrankheiten vorgebeugt werden. In den Johannisbeeren ist ein Schutzstoff für die Blutkapillaren enthalten, so daß die kleinen Kapillargefäße durchgängig bleiben und nicht durch Cholesterinablagerungen verstopft werden können.
Durch Tannine sind Johannisbeeren auch gegen Durchfall wirksam. In ihnen ist vermutlich auch ein bakteriostatisch wirksamer Stoff enthalten, der eine krankhafte Besiedelung des Darmes beseitigen kann. Der Pektingehalt von Johannis-

beeren ist um 30 Prozent höher als von Äpfeln. Deshalb ist die Wirkung gegen Durchfall auch stärker. Die meisten Erreger, die Durchfall auslösen können, werden durch einen Johannisbeerextrakt beseitigt.

Der lebensverlängernde Effekt von Johannisbeeren beruht wahrscheinlich auf dem Gehalt von Anthozyanosiden. Das Mittel Anthozym Petrasch enthält einen hohen Anteil an schwarzem Johannisbeerextrakt und wird erfolgreich als Krebsmittel und zur Beseitigung altersbedingter Beschwerden eingesetzt.

Tomaten

Besonders gegen Verdauungsbeschwerden werden Tomaten erfolgreich eingesetzt. Auch Stauungen im Leber- und Gallengangsbereich können durch 100 Gramm Tomaten täglich – wobei die Kur drei Wochen durchgehalten werden muß – günstig beeinflußt werden.

In Südamerika ist die Tomate eine uralte Kulturpflanze der Indianer. Bei uns werden die vitaminreichen Früchte erst seit dem 19. Jahrhundert geschätzt.

In Gegenden, wo viele Tomaten gegessen werden, ist die Häufigkeit von bestimmten Krebserkrankungen – bei Frauen Brustkrebs und bei Männern Prostatakarzinome – deutlich geringer.

Neben Beta-Karotinen kommen in der Tomate auch andere, bisher unbekannte krebshemmende Stoffe vor.

Zusätzlich schützen Tomaten vor Gastritis (Magenschleimhautentzündung), Verdauungsstörungen und Blinddarmentzündungen. Selbst die Bildung von Darmdivertikeln wird durch die regelmäßige Einnahme von Tomaten verhindert.

Walnüsse

Nußöl kann den Cholesteringehalt des Blutes bei dreiwöchiger Einnahme um 15 Prozent senken.

Nüsse enthalten sehr viele Mineralstoffe und Spurenelemente und sind deshalb gut dazu geeignet, bestimmten Mangelerscheinungen vorzubeugen.

Walnüsse können auch vor bestimmten Krebsarten des Eingeweidetraktes Schutz bieten.

In Walnüssen ist auch eine Substanz enthalten, die den Blutzucker auf einem niedrigen Niveau halten kann.
Bei Typ-II-Diabetikern verursachen Walnüsse einen langsamen Blutzuckeranstieg, und die Insulinverwertung in den Zellen wird verbessert.
Durch die regelmäßige Verabreichung von 100 Gramm Nüssen am Tag kann beim Typ-II-Diabetiker auf blutzuckersenkende Substanzen allmählich verzichtet werden, wenn gleichzeitig zum Abbau des Blutzuckers ein Bewegungstraining durchgeführt und grundsätzlich auch eine stark kalorienreduzierte Diät eingehalten wird.

Wein

An Wein wird deutlich, was auf die meisten Nahrungsmittel zutrifft. Wenn wir maßvoll mit ihnen umgehen, können sie von großem Nutzen sein. Ohne Vernunft genossen hingegen schaden sie.

In bestimmter Hinsicht hat Wein die Fähigkeit, Bakterien und Viren an der Ausbreitung und am Wachstum zu hindern. Die bakteriostatische Wirkung des Weines liegt wahrscheinlich in seinem Gehalt an Phenolderivaten. Deshalb wurde früher häufig Wein verwendet, um Wunden auszuwaschen und zu desinfizieren.
Bei einer Dosis von 15 Gramm Alkohol (das entspricht einem Glas Wein) kann Wein einer koronaren Herzerkrankung vorbeugen helfen. Das für den Körper vorteilhafte HDLP wird durch eine ganz geringe Alkoholmenge – 10 Gramm am Tag – um 15 Prozent gesteigert. Im selben Dosisbereich kann Wein helfen, Krebs vorzubeugen.

Bei disponierten Personen können durch Wein Herzrhythmusstörungen ausgelöst werden. Ebensogut können jedoch Herzrhythmusstörungen durch ganz geringe Mengen Wein (150 Milliliter) gebessert werden.

Eine Dosierung von ein bis zwei Glas Wein am Tag hat einen stimmungsaufhellenden und appetitanregenden Effekt. Wird jedoch regelmäßig die drei- bis vierfache Menge getrunken, so kommt es mit der Zeit zu alkoholbedingten Depressionen und später zu Leberschäden.

Alkoholismus

Bei einem Konsum von einem Liter Wein oder mehr am Tag kommt es früher oder später zu Leberstörungen. Da Alkohol ein Suchtmittel ist, das nicht nur körperlich, sondern auch seelisch abhängig macht, treten noch vor den körperlichen psychische Symptome auf, wie z. B. starke Stimmungsschwankungen, Kritiklosigkeit, bis hin zur Paranoia.

Nach einer bestimmten Zeit des Weinmißbrauchs tritt besonders häufig eine Bauchspeicheldrüsenentzündung auf, die bei fortgesetztem Weinmißbrauch zu einem Pankreaskopfkarzinom entarten kann. Häufig kommt es zu einer Störung des Zuckerstoffwechsels und zu Diabetes mellitus.

Bei Alkoholikern können fast alle Formen von Entzündungen endokriner Organe auftreten. So wird die Leber befallen, die Bauchspeicheldrüse und auch die Ohrspeicheldrüse.

Bei Männern mit Fettleibigkeit ist besonders Alkohol, der im Wein zu 12 Prozent enthalten ist, eine häufige Ursache von schmerzhaften Gichtanfällen.

Die Übergänge vom beherrschten Alkoholgenuß zur Sucht sind fließend. Selbstdisziplin kommt Ihnen auf Dauer seelisch und körperlich zugute.

Weintrauben

Vieles weist darauf hin, daß durch Weintrauben oder durch Traubensaft Viren und bestimmte Bakterien an der Ausbreitung gehindert werden. Vermutlich sind in den Schalen der Weintrauben Stoffe enthalten, die ein Bakterienwachstum bremsen können und gleichzeitig auch noch krebshemmend wirken.

Es wird zudem vermutet, daß Weintrauben eine fiebersenkende Wirkung zukommt.

Außerdem sollen Weintrauben Geschwüre im Magen-Darm-Kanal aufgrund ihrer entzündungshemmenden Wirkung günstig beeinflussen.

Auch Venenleiden wie Krampfadern oder Hämorrhoiden können durch eine Traubenkur, die mindestens drei Wochen durchgehalten werden muß, gelindert werden.

Zudem führt eine Traubenkur zu einer deutlichen Gewichtsabnahme und zur Reduzierung eines krankhaft erhöhten Cholesterinspiegels.
Auch die Blutdruckwerte normalisieren sich während einer Traubenkur. Bei zuckerkranken Menschen sollte die Traubenkur nur unter ärztlicher Aufsicht und unter ständiger Beachtung des Blutzuckers durchgeführt werden.

Weintraubenblätterextrakte helfen bei Venenleiden besser als synthetische Venenmittel.

Jedoch nicht nur die Trauben selbst, sondern auch die Weintraubenblätter haben auf das Venensystem eine ausheilende Wirkung. Der bekannteste Weintraubenblätterextrakt ist unter der Bezeichnung »Vetopur« im Handel. Davon sollen dreimal täglich 15 Tropfen eingenommen werden.

Zitronen

Wer täglich zwei Zitronen ißt, ist körperlich stärker, widerstandsfähiger, und seine Herzkraft nimmt zu. Auch wegen ihres hohen Vitamin-C-Gehaltes sind Zitronen eine empfehlenswerte Nahrungsergänzung.
Verkalkungen der Herzkranzgefäße können durch Zitronen bis zu einem gewissen Grade rückgängig gemacht werden.
In Gegenden, wo größere Mengen Zitronen gegessen werden, ist die Rate von Schlaganfällen, Herzinfarkten und Gefäßverkalkungen viel geringer als in anderen Gegenden.
Zitrusfrüchte bieten wie Karotten und Äpfel Schutz vor krebsartigen Erkrankungen der Bauchspeicheldrüse. Zitrusfrüchte können aber auch allen anderen bösartigen Erkrankungen des Verdauungstraktes vorbeugen helfen.

Zwetschgen

Durch den Gehalt an Ballaststoffen sind Zwetschgen als Abführmittel einsetzbar. Zwetschgen enthalten viel Vitamin C, beachtenswert ist auch ihr Magnesium- und Kaliumgehalt.
Zwetschgen wirken außerdem cholesterinsenkend. Wenn 100 Gramm Zwetschgen täglich über drei Monate eingenommen werden, normalisiert sich der Gehalt an LDH und HDLP. Das Gesamtcholesterin sinkt um mindestens 15 Prozent ab.

Wenn mindestens drei Monate lang täglich 100 Gramm Zwetschgen gegessen werden, wird das Immunsystem gestärkt, denn die Helferzellen nehmenzu. Bei frischen, sonnengereiften Zwetschgen ist der Effekt besonders stark.

ZWIEBELN

Zwiebeln haben im Körper vielfältige pharmakologische Auswirkungen. Einerseits sind sie gut für die Herzkraft. Das Schlagvolumen wird vergrößert, die zirkulierende Flüssigkeitsmenge durch eine wassertreibende Wirkung der Zwiebeln etwas eingeschränkt, dadurch kann das Herz ökonomischer arbeiten.

Zwiebel- und Knoblauchextrakte sind bei Herzinfarkt ein besserer Schutzfaktor als viele Betablocker und Anti-Cholesterin-Medikamente.

Außerdem werden die Viskositätsverhältnisse im Blut normalisiert. Das heißt, die Reibung der Gefäßwände wird verringert, und zwar dadurch, daß das Blut durch Inhaltsstoffe der Zwiebeln dünnflüssiger gemacht wird. Durch die verwässerten Fließeigenschaften des Blutes wird Thrombosen und Embolien wirksam vorgebeugt.

Da auch der Fettgehalt im Blut verringert wird, wirken Zwiebeln auch herz- und kreislaufschonend.

Wenn regelmäßig Zwiebeln gegessen werden, bleibt der Blutzuckergehalt stabil. Ein zu tiefer Blutzucker wird gehoben, ein zu stark erhöhter gesenkt.

Die positiven Auswirkungen einer Kost, die viel Zwiebeln enthält, kommen meistens erst im Verlauf eines Jahres deutlich zum Vorschein.

Bei Herzbeschwerden reicht es aus, eine mittelgroße rohe Zwiebel pro Tag zu essen. Das erhöht das Herzschlagvolumen, und eine beginnende Herzschwäche kann dadurch beseitigt werden.

Durch Kochen verlieren die Zwiebeln rasch an ihrer therapeutischen Wirksamkeit. Jedoch können abgekochte Zwiebeln beginnende Thrombosen bessern und Embolien verhindern.

Es wird vermutet, daß Zwiebeln eine bestimmte Art von Prostaglandin enthalten, wodurch auf natürliche Weise ein erhöhter Blutdruck gesenkt werden kann.

Zwiebel und Knoblauch, beide sind imstande, Bakterienwachstum bestimmter Bakterienstämme zu verhindern.

Ernährung bei bestimmten Krankheiten

Viele Krankheiten können durch eine bewußte Ernährung gemildert oder sogar geheilt werden. Dazu ist es wichtig zu wissen, welche Nahrungsmittel man in welcher Form zu sich nehmen soll und welche Getränke die heilende Wirkung erweitern oder unterstützen.

Grundbausteine einer solchen Ernährung sind Salate aus Sprossen und Tees aus Heilkräutern. Zusätzlich gibt es bestimmte Nahrungsmittel, die heilend wirken und bei Krankheiten gezielt eingesetzt werden können.

Achten Sie darauf, daß Ihr Körper ausreichend Flüssigkeit bekommt. Mit Kräutertee können Sie die Gesundheit trinken!

Zubereitung von Kräutertee

Teegemische aus Blättern und Blüten der Heilpflanzen werden als Aufguß zubereitet. Es gibt zwei Möglichkeiten:

1. Die getrockneten und zerkleinerten Pflanzenteile (ein bis drei Teelöffel auf eine Tasse Wasser) werden mit kochendem Wasser übergossen. Man läßt sie 5 bis 15 Minuten abgedeckt stehen und gießt dann durch ein Sieb ab oder nimmt den Teebeutel heraus.

2. Man läßt nach dem Übergießen mit kochendem Wasser den Sud bei kleiner Flamme sieden und gießt dann ab.

Der Tee wird über den Tag verteilt in kleinen Schlucken getrunken.
Eine normale Tasse Tee enthält rund 200 Milliliter, eine große Tasse ungefähr 250 Milliliter.

Pflanzen mit ätherischen Ölen dürfen nur nach der ersten Art behandelt werden.

Appetitlosigkeit

Appetitlosigkeit kann sowohl seelische als auch körperliche Ursachen haben. Seelische Ursachen sind z. B. Depressionen, körperliche Ursachen z. B. schwere Infektionskrankheiten und fortgeschrittenes Alter, chronische Magen-Darm-Entzündungen und eine verminderte Säurebildung im Magen.
Bei Appetitlosigkeit sind Sprossen aus geschälten Sonnenblumenkernen besonders empfehlenswert. Die in den Kernen enthaltenen Spurenelemente lassen die Appetitlosigkeit innerhalb kurzer Zeit (ein bis zwei Wochen) verschwinden.

◆ **Zubereitung:** Die Kerne werden eingeweicht (nicht länger als zehn Stunden). Die Temperatur sollte bei 25 bis 26 °C liegen. Dann in einem Keimapparat zweimal täglich spülen und wässern. Nach zwei Tagen kann die Ernte erfolgen. Der Keim sollte ungefähr so lang sein wie der Kern. Eine Tasse Kerne ergibt drei bis vier Tassen Sprossen.

Sprossenfrühstück

100 g Sonnenblumensprossen · 150 g Weizensprossen
50 g Luzernensprossen · 2 Teelöffel Honig
200 g Joghurt

Dieses Sprossenfrühstück ist besonders appetitanregend und gleichzeitig stärkend und bringt die verlorengegangene Vitalität zurück.

Sirup zur Appetitanregung und Stärkung

Extractum Ginseng	30 g
Extractum rosmarini	20 g
Extractum lavendulae	20 g
Extractum radicis imperatoris	30 g
Solutio ferri aromatici ad	300 g

Von diesem Sirup sollten zur Appetitanregung dreimal täglich zwei Teelöffel eingenommen werden.

Arthritis (Gelenkentzündung)

Bei Arthritis sind einzelne oder mehrere Gelenke betroffen. Es kommt zuerst zu Entzündungen und Schwellungen. Und später, im chronischen Zustand, kommt es zu Arthrose mit bleibenden Gelenkveränderungen, die auch radiologisch nachweisbar sind.

Wichtig: Die Ernährung auf eine fleischarme Kost umstellen, bei der Fisch im Vordergrund steht. Der Fisch sollte Omega-Fettsäuren beinhalten, dazu gehören Lachsarten, Sardinen, Hering und Makrelen. Besonders günstig wirken auch Seefrüchte, insbesondere die Venusmuschel.

Salate aus selbstgezogenen Sprossen, besonders Bockshornkleesprossen, machen entzündete Gelenke wieder beweglicher. Die Wirkung kommt wahrscheinlich von den entzündungshemmenden Eigenschaften und durch den hohen Gehalt an Mineralstoffen und Spurenelementen. Die Bockshornkleesamen sollen fünf bis sechs Stunden eingeweicht werden, bei einer Temperatur von 20 °C. Während der Keimphase muß das Wasser zweimal täglich erneuert werden. Der Keim soll die doppelte Länge des Samens haben – dann sind die Sprossen eßfertig. Eine viertel Tasse Samen ergibt eine große Tasse Bockshornkleesprossen.

Besonders effektiv ist die Mischung von Naturreis und Bockshornkleesprossen: Täglich sollten drei Teller Naturreis mit Bockshornkleesprossen gegessen werden. Zum Würzen sind Apfelessig und Olivenöl empfehlenswert.

Tee

Tee zehn Minuten ziehen lassen. Drei Wochen lang dreimal täglich eine Tasse heißen Tee, mit Honig gesüßt, trinken.

Brennesselwurzel	130 g
Kalmus	20 g
Birkenblätter	30 g
Wacholderspitzen	30 g

ASTHMA

Bei Asthma ist es in erster Linie wichtig, durch einen Allergietest herauszufinden, auf welche Stoffe der Körper allergisch reagiert.
Wenn Sie allergisch gegen Hausstaubmilben sind, muß die Wohnung staubfrei gehalten werden. Besorgen Sie sich Ionisatoren, die die Luft rein halten.
Wenn Blütenpollen einen Asthmaanfall auslösen können, ist ein tragbarer Ionisator, der um den Hals gehängt wird, eine wertvolle Hilfe.
Kurz bevor ein Asthmaanfall auftritt, kann eine Tasse starker Tee (grüner, unfermentierter Tee) helfen, der einen hohen Theophyllingehalt hat, wodurch die Bronchien erweitert werden.

Bei der Ernährung sollten Sie besonders auf Ausgewogenheit achten.
◆ **REZEPTBEISPIEL:** Bratkartoffeln mit braungerösteten Zwiebeln, einzelnen Chilipfefferschoten und Meerrettich; dazu 200 Gramm Seelachs, in Sonnenblumenkernöl knusprig gebraten, belegt mit feingeschnittenem, angeröstetem Knoblauch.
Dazu grüner Salat mit Gerstensprossen. Gerste zwölf Stunden einweichen, bei ungefähr 20 °C. Dreimal täglich wässern. Nach drei Tagen können sie geerntet werden. Die Gerstensprossen mit dem grünen Salat mischen.

TEE

HUFLATTICH	30 G
LÖWENZAHN	30 G
MEISTERWURZ	20 G
ISLÄNDISCH MOOS	30 G
LUNGENKRAUT	20 G

Tee fünf Minuten ziehen lassen. Je nach der Schwere des Falles drei bis sechs Tassen täglich trinken.

Chronische Bronchitis

Besonders scharfe Gewürze wie Chili und Knoblauch können die Sekretion innerhalb der Bronchien steigern. Der Schleim wird flüssiger und kann leichter abgehustet werden, dadurch wird die Atmung erleichtert. Über den Tag verteilt trinken Sie fünf bis sechs Becher von jeweils 150 Gramm Magermilch, der kleingeschnittene Brunnenkresse beigemengt wird.

Mittagessen

200 g Seelachs · Pellkartoffeln
Butter mit Chilipfeffer, Knoblauch, Zwiebeln,
Petersilie und Schnittlauch

Abendessen

Feldsalat · Spitzwegerich-, Breitwegerich-
und Thymianblätter · Brunnenkresse · 1 Zwiebel
250 g Kefir oder Joghurt auf Bifidusbasis

Zubereitung: *Die Kräuter fein hacken, Zwiebel in Ringe schneiden und anbraten. Diese Zutaten mit dem Kefir (bzw. Joghurt) und dem Feldsalat mischen.*

Sirup zur Erleichterung des Abhustens

Von dieser Sirupmischung sollten dreimal täglich zwei Teelöffel genommen werden. Bei schweren Fällen kann die Menge verdoppelt werden.

Spitzwegerich	50 g
Thymian	50 g
Primelsirup	50 g
Mixtura solvens ad	300 g

Diese Mischung kann in der Apotheke zubereitet werden. Wegen des Serumgehaltes dieses Sirups sollte diese Mischung nur bei ärztlicher Aufsicht gegeben werden, um eine Entgleisung der Schilddrüse rechtzeitig zu bemerken.

Tee

Huflattichblüten	30 g
Zinnkraut	30 g
Ysop	20 g
Eibischwurzel und Eibischblätter	20 g
Bergschafgarbe	30 g

Beide Tees nur kurz aufkochen und über den Tag verteilt einen halben bis eineinhalb Liter trinken.

Tee bei starker Bronchitis

Königskerze	30 g
Veilchenblätter	20 g
Angelikawurzel	30 g
Frauenmantel	20 g
Lungenkraut	30 g
Huflattich	10 g

Divertikulitis

Die Divertikulitis, die Entzündung der Ausstülpungen in der Darmwand, macht sich durch Schmerzen im linken Unterbauch bemerkbar. Eine ballaststoffreiche Kost kann die Beschwerden oft lindern oder beseitigen.

Sehr wichtig ist es in diesem Fall, täglich ausreichende Mengen von Weizenkleie zu essen: mindestens 15 bis 20 Weizenkleietabletten pro Tag. Besonders wirksam ist es, wenn in den Weizenkleietabletten Zusätze von Flammenpulver enthalten sind. Der Speiseplan sollte reichlich Hülsenfrüchte und Beta-Karotin-haltige Pflanzen enthalten.

Mittagessen

200 g Forelle Müllerin · 150 g Pellkartoffeln · 1 Teller mit 100 g feingeriebenen Karotten, gemischt mit Apfelstücken

Zwischenmahlzeit

1 Teller Feldsalat · 50 g Buchweizenkraut · 3 Eßlöffel Brunnenkresse · 3 Eßlöffel Bockshornkleekraut
2 Knoblauchzehen, gepreßt · 1 Messerspitze Meersalz
250 g Joghurt

Abendessen

100 g Luzernensprossen · 1 Eßlöffel Sesamsamen
2 Eßlöffel geriebene Sonnenblumenkerne
50 g Brunnenkresse · 250 g Joghurt

Zubereitung: *Alle Zutaten vermischen und langsam und gut gekaut essen, dazu einen viertel Liter Pflaumensaft, mit Orangensaft gemischt, trinken.*

TEE

Den Tee kurz aufkochen und über den Tag verteilt ein bis eineinhalb Liter trinken.

BOCKSHORNKLEESAMEN	30 G
FENCHEL	40 G
BRENNESSELWURZEL	20 G
MEISTERWURZ	30 G

FETTSTOFFWECHSELSTÖRUNGEN

Bei einem hohen Cholesteringehalt ist es wichtig, täglich eine bestimmte Menge von Haferkleie einzunehmen: zehn Haferkleietabletten, über den Tag verteilt.

Den Tag beginnen Sie am besten mit einem Hafer-Joghurt-Müsli. Zu jedem Essen sollten Sie als Beilagen Reis und 150 Gramm Erbsen essen.

Abendessen

Kressecreme: 100 g Hüttenkäse · 1 feingeschnittene Zwiebel · 1 Teelöffel Honig · frischgehackte Brunnenkresse
dazu 200 g feingeriebene Karotten

Die Karotten können mit Knoblauch, Zwiebeln und kleinen Apfelstückchen im Geschmack verfeinert werden. Ein Teelöffel Olivenöl »extra vergine« verstärkt den cholesterinsenkenden Effekt zusätzlich.

Bei Fettstoffwechselstörungen darf nie mehr als ein Glas Wein bzw. ein kleines Glas Bier getrunken werden. In dieser Menge wirkt der Alkohol allerdings als therapeutischer Faktor und steigert die Bekömmlichkeit der eingenommenen Nahrung.

Tee zur Senkung des Cholesterinspiegels

Brennesselwurzel	50 g
Ackerschachtelhalm	30 g
Summitates juniperi	20 g
Römische Kamille	30 g

20 Minuten lang ziehen lassen und über den Tag verteilt ein bis eineinhalb Liter trinken.

Erkrankungen des Harntraktes

Sowohl sehr häufiges als auch Schmerzen bereitendes Wasserlassen kann durch einen viertel Liter Preiselbeersaft oder dreimal täglich einen Eßlöffel Preiselbeermarmelade normalisiert werden.
Sollte dies nicht ausreichen, nehmen Sie zusätzlich Fischölkapseln. Lebertrankapseln von Kabeljau sind besonders empfehlenswert.
Sanostol (eine Vitaminzusammenstellung) für Erwachsene schmeckt gut, und drei Eßlöffel täglich helfen bei Blasenentzündungen.

Sie müssen aber auf alle Fälle herauszufinden versuchen, ob Keime vorhanden sind, und wenn ja, welche Art von Keimen vorliegt. Gramnegative Keime können am besten durch die Nitratprobe festgestellt werden. Dazu gibt es in jeder Apotheke Teststreifen (Püringerstreifen), die sich bei einer bestimmten Bakterienkonzentration rötlich bzw. rot verfärben. Sollte das Teststäbchen rot verfärbt sein, müssen täglich Kontrollen durchgeführt werden, um die Heilung der Harnwegsinfektion verfolgen zu können.

Bei Blasenentzündungen kommt es häufig zu einer aufsteigenden Harnleiterentzündung, die bis in die Nierenbecken vordringen kann. Dieser Zustand ist mit hohem Fieber verbunden und gehört sofort in fachärztliche Behandlung, um eine Nierenschädigung zu vermeiden.
Zur Unterstützung einer eventuell notwendigen Antibiotikadosis eignen sich Joghurtpräparate mit lebenden Bifiduskeimen.

Diätvorschlag bei Harnwegserkrankungen

Mittagessen

200 g Naturreis · Knoblauch und Zwiebel, geröstet und fein geschnitten · 100 g Bambussprossen, mit Olivenöl angemacht · 1 kleiner Teller Endiviensalat, mit Brunnenkresse und Luzernensprossen garniert

Diese Mahlzeit sollten Sie drei- bis viermal wöchentlich zu sich nehmen.

Tee

Tee 20 Minuten ziehen lassen, über den Tag verteilt einen halben bis eineinhalb Liter trinken.

Brennesselwurzel	40 g
Summitates juniperi	30 g
Wacholderbeeren	15 g
Ackerschachtelhalm	30 g
Spitzwegerichblätter	30 g
Birkenblätter	20 g

Abendessen

200 g Sojabohnensprossen · 1 kleingeschnittene Paprikaschote ·3 feingehackte Karotten
1 Zwiebel, in dünne Ringe geschnitten
1 gewürfelte Tomate · 2 Eßlöffel Dill
2 Eßlöffel Nußöl ·1 Prise Meersalz · 250 g Joghurt

Durch diesen Salat wird der pH-Wert so geändert, daß sich Bakterien vom gramnegativen Typ nicht mehr halten können. Außerdem wird durch diesen Salat die Widerstandsfähigkeit des Körpers so gesteigert, daß der Körper selbst imstande sein wird, Harnwegsinfektionen zu überwinden.

HERZSCHWÄCHE

Bei Herzschwäche schafft es das Herz nicht, genügend Blut in den Kreislauf zu pumpen. Mit der richtigen Ernährung können Sie Ihr Herz bei seiner Arbeit unterstützen.

Herzschwäche kann verschiedene Ursachen haben. Ist sie eine Folge von Zuckerkrankheit, Übergewicht, hohem Blutdruck, Arteriosklerose oder hohem Blutfettgehalt, können Sie sie mit Ernährung beeinflussen, und die folgenden Diätvorschläge werden eine gute Wirkung haben.

Bei Herzfehlern, die zu einer Herzschwächung führen, sind diese Diätvorschläge ebenfalls geeignet, wirken aber erst nach einer längeren Zeit.

1. Frühstück

1 Tasse grüner Tee · 1/2 Honigmelone
2 Pumpernickel mit Knoblauch · Butteraufstrich

2. Frühstück

1 Tasse grüner Tee · 1 mittelgroßer Apfel

Mittagessen

1/8 l Wein · 150 g Reis mit Zwiebel- und Knoblauchsauce · 100 g gebratener Seelachs
100 g Obstsalat mit kleingeschnittenen Kaktusfeigen und Mango · gewürfelte Papaya · darüber 250 g Kefir
zum Süßen nach Bedarf 1 Teelöffel Honig

Abendessen
Seetangsalat mit Chinamorcheln · 10 schwarze Oliven
5 Artischockenstücke
Zubereitung: *Alle Zutaten mischen, mit Brunnenkresse garnieren und mit Olivenöl angießen.*

Spätmahlzeit
250 g Magerquark mit Ingwerwürfeln
1 aufgeschnittene Banane

Tee

Den Tee 15 Minuten ziehen lassen und über den Tag verteilt in kleinen Portionen trinken.

Crataegusblätter	30 g
Crataegusblüten	20 g
Ackerschachtelhalm	30 g
Herzgespann	20 g
Brennesselblätter	20 g

Sirup

Dreimal täglich ein bis zwei Teelöffel. Nach dreiwöchiger Einnahme kommt es zur Regeneration, zur Besserung des Allgemeinbefindens und zur Stabilisierung der Herzkraft.

Crataegustinktur	50 g
Ginsengtinktur	20 g
Lavendeltinktur	30 g
Maiglöckchentinktur	20 g
Guaranatinktur	30 g
Solutio ferri aromatici	20 g
Sirupus simplex ad	300 g

Sollte die Herzschwäche durch eine Arteriosklerose der Herzkranzgefäße aufgetreten sein, sollten täglich mindestens 50 Gramm Ingwerwurzeln konsumiert werden, je nach Belieben als Tee, als Fruchtsalat oder als kandierter Würfel.

Sollten sich die Beschwerden nur langsam bessern, kann zusätzlich Weißdorn-Mistel-Sirup, in der Dosierung von dreimal einem Teelöffel am Tag, eingenommen werden.
Auch Birkenblätter-Heidekraut-Saft wirkt in bestimmten Fällen von Herzschwäche stärkend und kräftigend.

HOHER BLUTDRUCK

Wenn Sie einen zu hohen Blutdruck haben, sollte mindestens dreimal pro Woche Fisch mit ungesalzenem Reis auf Ihrem Speiseplan stehen. Durch den Reis wird der Kaliumgehalt im Blut erhöht und blutdrucksteigerndes Natrium ausgeschwemmt.
Zu einer Portion Reis kommt ein kleiner Fisch, z. B. 100 bis 200 Gramm Makrele.
Dazu essen Sie Fenchelsalat mit Sojabohnensprossen. Die Fenchelknollen werden weich gekocht und mit einem Joghurt gemischt. Dazu Sojabohnensprossen geben und mit schwarzen Oliven verzieren. Diese sättigende Mahlzeit hält den Blutdruck niedrig.

TEE ZUR SENKUNG DES BLUTDRUCKS

BRENNESSELWURZEL	30 G
KALMUS	30 G
BIRKENBLÄTTER	40 G
ACKERSCHACHTELHALM	40 G

Den Tee zehn Minuten ziehen lassen und fünf- bis sechsmal pro Tag eine große Tasse trinken.

Sie sollten Ihren Blutdruck regelmäßig kontrollieren und Ihre Ernährung entsprechend zusammenstellen. Je nach Höhe des Blutdrucks können Sie die Menge des blutdrucksenkenden Tees noch erhöhen oder auch wieder zurücknehmen.
Es kann erforderlich sein, sechs Wochen lang eine Fisch-Reis-Diät durchzuführen, um den gewünschten Erfolg zu erreichen.

Vorbeugung von Schlaganfällen

Zur Vorbeugung von Schlaganfällen sind besonders geeignet: Braunalgenprodukte, schwarze Johannisbeeren, Schwarzbeeren, Kaktusfeigen, Mango und Papaya. Ebenso kann eine Ernährungsweise, die reich an Zwiebeln, Knoblauch und Kreuzblütlern ist, helfen, Schlaganfälle zu verhüten.

Eine ballaststoffreiche Ernährung ist wichtig zur Vorbeugung von Schlaganfällen.

1. Frühstück

1 Scheibe Pumpernickel · 1 Scheibe Leinsamenbrot
2 Eßlöffel Quarkaufstrich mit Knoblauch und gehackter Zwiebel · 1 Eßlöffel Preiselbeermarmelade
1 kleines Glas Johannisbeersaft

2. Frühstück

1 mittelgroße Banane · 3 Eßlöffel Haferflocken
1 Glas Kefir

Mittagessen

1 Forelle Müllerin · 4 Pellkartoffeln
1 kleine Schüssel mit Sojabohnensprossensalat:
150 g gelbe Rüben · 1 gekochte Sellerieknolle
1 Zwiebel · 200 g Sojabohnensprossen
3 Eßlöffel Sonnenblumenkerne · 3 Eßlöffel Weizenkeime

Zubereitung: *Die Zutaten werden fein geschnitten, auf Feldsalat gelegt, mit einem Eßlöffel Olivenöl übergossen und mit Oliven garniert; zum Würzen eine Prise Meersalz und ein Eßlöffel Zitronensaft.*

Abendessen

2 Scheiben Weizenvollkornbrot · 3 Kaktusfeigen
100 g aufgeschnittene Ananas
150 g rote Paprikaschoten · 50 g Maiskörner
50 g Erbsen · 1 Eßlöffel Maiskeimöl
2 kleingeschnittene Zwiebeln · 1 Teelöffel Apfelessig
1 Prise Meersalz
3 Eßlöffel Sonnenblumenkernsprößlinge
dazu 3 Artischocken in Öl · 5 schwarze Oliven

Wer gefährdet ist, einen Schlaganfall zu erleiden, darf täglich nur ein Glas Wein oder ein kleines Bier trinken. Die Alkoholdosis darf 10 bis 15 Gramm am Tag nicht überschreiten. Möglichst vermeiden sollten Sie tierische Fette und tierisches Eiweiß. Erlaubt sind dagegen kaltgepreßte pflanzliche Öle, vorzugsweise Olivenöl und Sonnenblumenkernöl. Auch schwarzes Kürbiskernöl aus der Steiermark wirkt vorbeugend gegen Schlaganfälle.

Schwächezustände

Wenn Sie unter Schwächezuständen leiden, ist es in erster Linie wichtig, daß der Mineralstoff- und Vitamingehalt des Blutes untersucht wird. Die Elektrolyte sollen in einem ausgewogenen Verhältnis im Körper vorhanden sein, und fehlende Vitamine müssen ergänzt werden.

Zur Anregung der körperlichen und geistigen Energie hilft dieser Salat, den Sie dreimal in der Woche essen sollten:

150 g geriebene Karotten · 2 Eßlöffel Sonnenblumenkeime · 1 geriebener Apfel · 3 Eßlöffel Sultaninen · Saft von 1 Zitrone · 3 Teelöffel Waldhonig · 3 Eßlöffel Brunnenkressesprossen 1 Eßlöffel kaltgepreßtes Olivenöl

Zubereitung: *Diese Zutaten werden gemischt und mit 150 Gramm Joghurt, der lebende Bifiduskeime enthält, übergossen.*

Wer unter Schwächezuständen leidet, sollte kein Weißbrot essen, sondern Brot mit Leinsamen oder Sonnenblumenkernen.

Kaffee steigert die geistige Leistungsfähigkeit, jedoch sollten Sie nicht mehr als drei bis vier Tassen pro Tag trinken, da Sie sonst unangenehme Nebenwirkungen riskieren.
Grüner Tee ist zur Leistungssteigerung wesentlich besser geeignet, da durch den Tanningehalt der Tee keine Nebenwirkungen aufweist, das Teein jedoch anregt.
Um einen Mineralienmangel im Körper auszugleichen, essen Sie Miesmuscheln oder Venusmuscheln, in einer Knoblauchbrühe gekocht, dazu dunkles Vollkornbrot.

Im Laufe des Tages sollte mehrmals Bambussprossensalat mit Buttermilch gegessen werden. So wird der Körper nicht belastet, und es wird ihm wertvolle Nahrung zugeführt.

Nehmen Sie bei Müdigkeit oder Schwächezuständen zwei bis drei Teelöffel von diesem Sirup ein.

Sirup zur Steigerung der Leistungsfähigkeit

Extractum Ginseng	30 g
Extractum lavendulae	20 g
Extractum colae fluidae	200 g
Sirupus simplex ad	300 g

Verstopfung

Wenn Sie unter Verstopfung leiden, nehmen Sie jeden Morgen zwei Teelöffel Weizenkleie und drei Teelöffel Haferkleie zu sich, z. B. mit Joghurt vermischt oder im Müsli. Als Beilage zum Mittagessen nehmen Sie 150 Gramm Erbsen, und am Abend sollte ein Teller mit Blumenkohl, der in Butter herausgeröstet worden ist, auf dem Speiseplan stehen. Als Salat ist Tomatensalat empfehlenswert, der mit Olivenöl und feingehacktem Knoblauch angerichtet wird.

So kann jeder Verstopfung und auch jeder Blinddarmentzündung vorgebeugt werden, denn durch Knoblauch kommt es zu einer Desinfektion des Darminhaltes, so daß Entzündungen gar nicht erst auftreten können.

Gut gegen Verstopfung ist auch das folgende Rezept: Einen großen Teller Sauerkraut, eine Tasse Kichererbsensprossen, drei Eßlöffel saure Sahne und drei Zehen feingeschnittenen Knoblauch mischen; nach Belieben mit Meersalz und grünem Pfeffer würzen.

Zuckerkrankheit

Hülsenfrüchte führen dazu, daß der Blutzucker nur ganz wenig ansteigt. Wenn Sie also den Tag über in erster Linie Erbsen, Bohnen und Kohlarten essen, kann der Blutzucker konstant gehalten werden. Besonders Sojabohnen sind empfehlenswert, weil sie verhindern, daß der Blutzucker zu stark ansteigt und wenig später zu stark absinkt.

Dieser Salat ist besonders für Diabetiker geeignet: Ein mittelgroßer Apfel wird in kleine Würfel geschnitten. Eine Tasse Sojabohnensprossen sowie eine Tasse (150 Gramm) Ginsengsprossen hinzufügen. Dazu geben Sie zwei Eßlöffel Weizenkeime, drei feingeschnittene Karotten und zwei Eßlöffel Bockshornkleesprossen. Zur Geschmacksverbesserung kommen zwei Eßlöffel Sonnenblumenöl, ein Eßlöffel Olivenöl, ein Teelöffel Zitronensaft, dann eine Prise Meersalz und zwei kleine Knoblauchzehen dazu. Alles vermischen und mit 200 Gramm Joghurt übergießen. Diese Salatmischung sollte jeden zweiten Tag auf dem Speiseplan stehen.

Tee

Birkenblätter	20 g
Bohnenschalen	30 g
Heidelbeerblätter	40 g
Löwenzahnkraut	30 g
Stiefmütterchen	20 g

Dieser Tee sollte kurz aufgekocht und dreimal täglich heiß getrunken werden.

Tee mit etwas stärkerer Wirkung

Birkenblätter	20 g
Bohnenschalen	30 g
Bockshornklee	20 g
Brennessel	30 g
Heidelbeerblätter	15 g
Mariendistelsamen	20 g

Dieser Tee sollte ungefähr 15 Minuten sieden und dann über den Tag verteilt getrunken werden.

Zur Stabilisierung des Blutzuckers eignet sich auch ein Braunalgenpräparat, außerdem sind Tabletten aus Methylzellulose in Verbindung mit Vitaminzusätzen (Cellobexon) imstande, den Blutzucker konstant zu halten. An Spurenelementen sollten bei Diabetes Tabletten, die Chrom und Zinkorotat enthalten, gegeben werden. Bei Chrom liegt die Dosierung im Mikrogrammbereich. Bei Zink beträgt die optimale Tagesmenge 40 bis 50 Milligramm.

Wenn sich der Blutzucker stabilisiert hat, sollte folgender Tee getrunken werden:

Tee 20 Minuten ziehen lassen, über den Tag verteilt mindestens ein bis eineinhalb Liter trinken.

TEE

BLUTWURZ	30 G
HEIDELBEERBLÄTTER	20 G
LÖWENZAHNWURZEL	30 G
PREISELBEERBLÄTTER	30 G
WACHOLDERBEEREN	10 G

Bei Diabetes ist es besonders wichtig, daß der Zucker – sowohl im Harn als auch im Blut – regelmäßig kontrolliert wird. Außerdem sind internistische Untersuchungen notwendig, um ein Fortschreiten der Krankheit rechtzeitig zu bemerken. Ebenso sind Blutzuckertagesprofile anzulegen, um den Schweregrad der Erkrankung abschätzen zu können. Außerdem ist der Hb1-Wert wichtig, um über die Stoffwechseleinstellung Kontrolle zu haben.

Beim Typ-II-Diabetes muß unbedingt eine stark kalorienreduzierte Diät eingehalten werden. Denn bei der Zuckerkrankheit ist es besonders bedeutsam, daß Übergewicht und Fettstoffwechselstörungen sowie eine überhöhte Harnsäure korrigiert werden.

KREBS

URSACHEN DER KREBSERKRANKUNG

Nach Umfragen haben in Mitteleuropa drei Viertel aller Menschen Angst davor, Krebs zu bekommen.
Statistisch gesehen ist Krebs, neben Herz- und Kreislauf-Erkrankungen, die zweithäufigste Todesursache. Fast jeder dritte Mensch fällt einem Tumorleiden zum Opfer, trotz aller therapeutischen Maßnahmen, wie z. B. Chirurgie, Strahlentherapie und Chemotherapie.
Mit Krebs wird fast immer endloses Leiden assoziiert. Wer an Krebs denkt, hat den sicheren Tod vor Augen, ein Aufgefressenwerden von einer negativen Macht, ein sinnloses Dahinsiechen oder ein langsames Ersticken. Das sind die Vorstellungen, die die Menschen von Krebs haben – zum Teil mit Recht.

Es wird dabei aber übersehen, daß vielen Krebstodesfällen jahrelange Ernährungsfehler vorausgehen.

Wenn jemand 30 Jahre hindurch täglich sechs oder sieben Bier trinkt, ist ein Dickdarmkarzinom oder ein Krebs der Bauchspeicheldrüse in vielen Fällen unausweichlich.
Nach Schätzungen sind 80 bis 85 Prozent aller Krebstodesfälle auf Ernährungsfehler zurückzuführen. Dies bedeutet, daß Krebs nicht eine Krankheit ist, die das Schicksal für manche oder viele Menschen vorgesehen hat, sondern jeder hat es selbst in der Hand, sein eigenes Krebsrisiko zu verringern.

Bei gleichzeitigem Tabakmißbrauch führt ein übermäßiger Alkoholgenuß zu einem vierzigmal höherem Risiko, an Krebs der Speiseröhre zu erkranken.

In den Vereinigten Staaten sterben drei bis vier von zehn Menschen an einer Krebserkrankung. Und jedes Jahr steigt der Prozentsatz an. Der Lungenkrebs breitet sich immer mehr aus. Obwohl gute Behandlungsarten von Krebs immer mehr zunehmen, steigen die Todeszahlen an Krebs unaufhörlich. Kurz vor seinem Tod sagte Präsident Nixon: »Die gleichen Anstrengungen, die gemacht worden sind, um das

Menschen auf den Mond zu bringen, sollten gemacht werden, um diese Geißel der Menschheit, den Krebs, vollkommen zu beseitigen.« Doch obwohl das Forschungsaufkommen immer größer wird, sterben immer mehr Menschen an Krebs. Es scheint so, als ob die Forschung irgendwie ins Leere geht.

Wie die Krebsgefahr durch Ernährung verringert werden kann

Krebstodesfälle könnten zurückgehen, wenn der Körper mehr Gemüse, Früchte, Kornprodukte und mehr Spurenelemente bekommen würde.

Ein Allheilmittel für Krebs ist noch lange nicht in Sicht. Jedoch müssen wir Wege und Mittel finden, den Krebs zu vermeiden. Denn wenn die Krankheit ausgebrochen ist, ist es in vielen Fällen schon fast zu spät, auf Hilfe zu hoffen. Es wird nie ein Mittel geben, das gegen alle Krebsfälle einsetzbar ist, denn es gibt mehr als 20 000 verschiedene Formen, Arten und Verlaufsarten von Krebserkrankungen.

Wenn jedoch die Menschen das gegenwärtige Wissen der Medizin zur Vorbeugung verschiedener Krebsarten einsetzen würden, könnte die Sterberate der Krebserkrankungen gesenkt werden. Denn wenn jemand das Rauchen läßt, seine Ernährung umstellt auf fettarme, vitaminreiche Kost und seinen Alkoholkonsum reduziert, kann er das Risiko, an Krebs zu erkranken, stark verringern. Dazu kann unter Umständen eine drastische Veränderung der Lebensgewohnheiten notwendig sein. Das ist oft nicht so einfach und erfordert Einsicht und Disziplin von den Betroffenen.

Ein Gesundheitssprecher der USA sagte: »Die Amerikaner essen zuviel – zuviel Fleisch, zuviel Fett, zuviel cholesterinhaltige Nahrung, zuviel Zucker und zuviel Salz.«
Und auch in Europa werden 45 bis 50 Prozent der Kalorien, die ein Erwachsener zu sich nimmt, in Form von Fett aufgenommen. Wenn es gelänge, den Fettkonsum um 20 Prozent zu senken, würde auch die Krebssterblichkeit um 20 Prozent sinken.

Die Zusammenhänge zwischen Krebs und Ernährung sind schon seit längerer Zeit bekannt, jedoch noch nicht in das allgemeine Bewußtsein übergegangen. Immer noch wird zu fett und zu reichhaltig gegessen, und es wird zuviel Alkohol getrunken.

Die Pflanzen, die am besten geeignet sind, Krebs vorzubeugen, gehören zur Familie der Kreuzblütler. Dazu gehören die Kohlgewächse, in erster Linie Brokkoli, Blumenkohl und Weißkraut.

Es ist wissenschaftlich bestätigt, daß bei 60 Prozent der Frauen, die an Krebs erkranken, ernährungsabhängige Faktoren eine Rolle spielen, bei Männern liegt die Zahl zwischen 70 und 75 Prozent.
Brustkrebs, Uteruskrebs und Nierenkrebserkrankungen sowie auch Krebserkrankungen von Bauchspeicheldrüse und Dickdarm stehen mit an Sicherheit grenzender Wahrscheinlichkeit mit dem Verzehr von tierischem Eiweiß und tierischem Fett in Verbindung. Die meisten Erkrankungen der Luftröhre, des Schlundes, der Bauchspeicheldrüse, der Leber und der Ovarien, der Prostata, der Schilddrüse und der Blase haben mit krank machenden Ernährungsgewohnheiten zu tun. Wenn viel geraucht oder getrunken wird, wird die Schleimhaut des Mundes anfällig, genauso wie die Schleimhaut des Magens und Darms degenerieren kann. Und eine Schädigung ist die Vorstufe für eine Krebserkrankung.

RISIKOFAKTOR ÜBERGEWICHT

In Europa scheint immer noch die Meinung vorzuherrschen, daß viel Essen ein Zeichen von Wohlstand ist. Die Qualität der Nahrung steht nicht unbedingt im Vordergrund. Vielleicht ist dies noch ein Relikt aus den Hungerjahren des Zweiten Weltkrieges, als es wenig zu essen gab und bestimmte Produkte, wie z. B. Fleisch, überhaupt nicht. Heute kann jeder essen, was er will, es gibt alles zu kaufen. Dieses unkontrollierte Essen ist einer der Gründe, daß 45 bis 55 Prozent der Erwachsenen in Mitteleuropa mindestens 15 Kilogramm Übergewicht haben. Zehn Prozent der Erwachsenen wiegen 20 bis 30 Kilogramm zuviel. Nur wenigen ist bekannt, daß Übergewicht nicht nur einen Risikofaktor für Herz-Kreislauf-

Erkrankungen, sondern auch für Krebserkrankungen darstellt. Und je mehr Risikofaktoren vorhanden sind, desto eher kann sich ein Krebs entwickeln.

Übergewicht macht den Körper anfällig für viele Arten von Krankheiten. Denn durch falsche Ernährung, die zu Übergewicht führt, wird auch das Immunsystem geschwächt. Eine ausgewogene und vollwertige Ernährung hingegen hilft dabei, das Immunsystem zu stärken und intakt zu halten.

Das Immunsystem

Die körpereigene Abwehr, das Immunsystem, ist äußerst wichtig in der Krebsvorsorge. Ein starkes Immunsystem bildet eine starke Abwehr gegenüber degenerierten Zellen, die die Ursache von Krebs sein können. Wenn das Immunsystem schlecht arbeitet, kommt es im Körper zu mannigfaltigen Veränderungen. So kann es z. B. leicht zu einer der vielen Herpeserkrankungen kommen, zu den entzündlichen Haut- und Schleimbeutelerkrankungen am Mund oder an den Geschlechtsorganen. Bei zunehmender Abwehrschwäche kann auch eine Viruserkrankung wie Gürtelrose auftreten.

Ein starkes Immunsystem kann sich auch gegen die krebsartige Veränderung der Zellen zur Wehr setzen.

Nicht nur Herpesviren können durch ein schlecht funktionierendes Immunsystem aktiv werden. Auch Krebs hat so eine viel größere Chance, sich auszubreiten.

Alte Menschen müssen besonders auf ihre Ernährung achten. Denn mit zunehmendem Alter wird die Widerstandskraft der Menschen schwächer, und sie werden anfälliger für Erkältungen und eben auch für Krebserkrankungen. In Altersheimen kann leicht wegen der Massenabfertigung ein Vitamin- und Mineralstoffmangel auftreten, da die individuellen Gegebenheiten nicht berücksichtigt werden. Dadurch kann es zu einem defekten Immunsystem kommen, was die Krebsanfälligkeit erhöht.
Jede Abweichung von den normalen Blutwerten macht anfällig gegenüber Krebs oder bösartigen Erkrankungen. Auch

ein zu niedriger Blutdruck oder zu hohe Blutdruckwerte schwächen den Allgemeinzustand und machen für Krebserkrankungen anfällig. Ebenso belastet ein zu tief oder zu hoch eingestellter Zuckerwert das Immunsystem. Genauso schädlich sind zu hohe Fettwerte im Blut.

Psychische Aspekte der Krebserkrankung

Wenn die Körperabwehr nicht so gut funktioniert, wird der Organismus durch weitere Belastungen schnell völlig aus dem Gleichgewicht gebracht.
Seelische Belastungen, wie z. B. eine Scheidung, Mißerfolge im Beruf, größere mitmenschliche Konflikte, oder auch Verluste, wie Todesfälle in der Familie, stellen hohe Anforderungen an den Organismus. Wenn er geschwächt ist, kann er diese Belastungen nicht verarbeiten, nicht abwehren, und so kommt es zu Krankheiten.

Dauerstreß und falsche Ernährung schwächen das Immunsystem.

Die psychischen Probleme, die ein Mensch nicht mehr bewältigen kann, werden zu körperlichen Symptomen. Der Streß belastet den Körper immer mehr. Irgendwann ist er an einem Punkt angelangt, da genügt ein Auslöser, und es kommt zu einer schweren Krankheit – z. B. Krebs.

Bei 90 Prozent aller Krebserkrankungen sind seelische Faktoren die Auslöser. Fast alle Frauen, die Brustkrebs bekommen, haben in der Vorgeschichte Streit, Ärger, Partnerschaftsprobleme, Erkrankungen der Kinder, Todesfälle in der Familie oder finanzielle Probleme. Dazu muß nur noch ein weiterer Faktor kommen, und die Krebserkrankung bricht völlig unerwartet aus.
Bei 90 Prozent aller Frauen, die an Brustkrebs erkranken, sind ein bis zwei Jahre vor der Erkrankung schwerwiegende psychische Probleme aufgetreten, die die Erkrankung ausgelöst haben. Solche psychischen Faktoren bestanden in Scheidung, Verlust des Arbeitsplatzes, Erbschaftsstreit, in Generationsproblemen und vor allem in unlösbaren Partnerschaftsproblemen.

Wer diese Zusammenhänge erkannt hat, kann jederzeit damit anfangen, alle Möglichkeiten zu nutzen, durch gesunde Lebensweise die Krebsgefahr möglichst gering zu halten.
Versuchen Sie, Streß zu vermeiden bzw. damit umzugehen, ihn zu bewältigen. Je besser der Ernährungszustand ist, um so stärker ist das Immunsystem. Und um so geringer ist die Anfälligkeit gegenüber bösartigen Erkrankungen.

Geographische Faktoren

Man weiß, daß in den Großstädten Amerikas und Europas die Zahl der Krebsfälle stärker zunimmt als auf dem Land.
In den USA gibt es, von Labrador bis Kalifornien reichend, eine Linie, die als Krebsgürtel bezeichnet werden kann und sich bandförmig durch die USA zieht. Dieser Gürtel ist 300 Kilometer breit und reicht von der Westküste bis zur Ostküste. In Europa ist ein ähnliches Phänomen bekannt. Es wird vermutet, daß es sich um mineralstoffbedingte Faktoren (z. B. den Molybdän- oder Selenspiegel in der Erdkruste) handelt, wenn Krebstodesfälle in ganz bestimmten geographischen Breiten häufiger vorkommen als in anderen.

Man vermutet, daß im Trinkwasser vorhandene Spurenelemente Krebserkrankungen vorbeugen können.

Ein ähnliches Phänomen gibt es nicht nur bei Krebstodesfällen, sondern auch bei psychischen Erkrankungen. So erkranken z. B. im Unterinntal besonders viele Menschen an einer Manie, im Oberinntal hingegen ist die Anzahl der an einer Depression Erkrankten höher, während es in Osttirol mehr Fälle von Paranoia und paranoider Schizophrenie gibt. Bei den psychischen Erkrankungen könnte es sein, daß vor allem der Lithiumgehalt des Bodens eine Rolle spielt.

Soziale Aspekte

Neben den geographischen Faktoren wird das Krebrisiko auch beeinflußt von der sozialen Schicht und dem sozialen Umfeld, in dem man lebt.
Orthodoxe Juden weisen ein anderes Muster an Krebserkrankungen auf als die Menschen in Kalifornien, die sehr lebens-

froh sind, essen und trinken, was sie wollen, und viel rauchen. Von 100 000 Einwohnern sterben in Kalifornien 220 an Krebs. Hingegen sind es z. B. in Utah nur etwa 100: Dort wohnen sehr viele Mormonen, die nicht rauchen und weder Alkohol noch Kaffee trinken.

Wichtiger noch ist die Schichtzugehörigkeit. Zum einen legen die unteren Schichten in der Regel nicht soviel Wert auf gesunde, ausgewogene und vollwertige Ernährung, was sicher nicht nur mit Unkenntnis und Desinteresse, sondern auch mit den finanziellen Möglichkeiten zu tun hat. Zum anderen ist Suchtverhalten in den unteren Schichten noch akzeptierter als Beweis von Männlichkeit und Coolness. Rauchen ist cool, und Trinkfestigkeit ist eine Eigenschaft, mit der man untereinander prahlt.
In gehobeneren Schichten ändert sich so langsam das Verhältnis gerade zum Alkohol, der auch hier sehr lange Zeit ganz selbstverständlich bei Betriebsfeiern und Geschäftsabschlüssen in Strömen floß.

Besonders für junge Menschen ist es wichtig, auf gesunde Verhaltensweisen zu achten, möglichst wenig Alkohol zu trinken und mit dem Rauchen erst gar nicht anzufangen.

Der Alkohol ist ein besonderes Problem, weil er eine gesellschaftsfähige Droge ist. In kleinen Mengen wird überall Alkohol getrunken, und wenn jemand manchmal einen über den Durst trinkt, wird das nicht als negativ angesehen. Die Grenze zur Sucht, zur psychischen und physischen Abhängigkeit, ist oft schnell und kaum merkbar überschritten. Darum ist gerade im Umgang mit Alkohol ein neues Bewußtsein wichtig und Vorsicht geboten.

UMWELTFAKTOREN

Eine weitere Krebsursache sind die Umweltgifte, denen die Menschen ausgesetzt sind, entweder wegen ihres Berufes oder weil sie in der Großstadt leben. Wenn jemand z. B. beruflich sehr oft mit Benzin oder Benzol in Berührung kommt, kann dadurch ein Art des Blutkrebs ausgelöst werden.

Wegen der Umweltverschmutzung ist die Krebshäufigkeit in den großen Städten fast dreimal so groß wie auf dem Land, wo die Luft noch rein und das Wasser noch genießbar ist.

Die hohe Zahl von Todesfällen an Krebs in Pennsylvania und New York läßt sich leicht erklären: In Pennsylvania leben sehr viele Bergwerksarbeiter, die lebenslang giftige Dämpfe eingeatmet haben und dadurch stark zu Lungenkrebs neigen. Und in New York ist die Zahl der Krebstodesfälle recht hoch, da jede Großstadt für die Menschen ein ungesundes Umfeld darstellt.
Denn in den Großstädten wird mehr geraucht, die Luft ist verpestet durch den starken Straßenverkehr und die Industrieabgase. Häufig enthält auch Trinkwasser eine Reihe von Karzinogenen, wie z. B. Nitrite und Nitrate oder Insektenvertilgungsmittel.

Manche Chemikalien, die wir durch unsere Umwelt aufnehmen und die Krebs verursachen können, sind auch in bestimmten Medikamenten enthalten. Z. B. steht das Antibiotikum im Verdacht, bei Kindern Leukämie, also eine bestimmte Art von Blutkrebs, auszulösen. Auch Mittel gegen Epilepsie können womöglich nach einer längeren Anwendungszeit Lymphkrebs, vielleicht auch die Hodgkin-Krankheit auslösen. Schmerzmittel, die Phenacetin enthalten, können Nierenkrebs verursachen.

Weitere Risikofaktoren

Auch die Hormone können bei Krebserkrankungen eine Rolle spielen. So sind Frauen, die keine Kinder geboren haben, anfällig für Brustkrebs.
Und Frauen, die in der Verwandtschaft Fälle von Brustkrebs gehabt haben, neigen eher zu Brustkrebs als solche ohne erbliche Belastung.

Krebs des Gebärmutterhalses ist bei Frauen mit mehreren Geschlechtspartnern häufiger als bei solchen, die monogam leben. Je früher eine Frau mit dem Geschlechtsverkehr beginnt und je mehr Partner sie gehabt hat, desto größer ist das Risiko, ein Gebärmutterhalskarzinom zu entwickeln.

Für viele Menschen ist auch eine Bestrahlung ein Risikofaktor. Wenn z. B. jemand eine Tonsillenbestrahlung bekommen hat, um vergrößerte Mandeln zu verkleinern, kann 15 bis 20 Jahre später ein Schilddrüsenkarzinom auftreten.

Durch zu hohe Röntgen- oder radioaktive Strahlung lassen sich fast alle Krebsarten auslösen. Das hat man bei den Bombenopfern von Hiroshima und Nagasaki gesehen. Dort war die Rate der an Hodgkin Erkrankten zehnmal so hoch, wie es dem Durchschnitt entspricht. Auch die Leukämierate und die Zahl von anderen Krebsarten sind seit der atomaren Bestrahlung in Hiroshima 20mal höher, als es dem statistischen Normalwert entspricht.

Die Risiken der Bestrahlung lassen sich schwer abschätzen, da sich die Auswirkungen erst nach sehr langer Zeit zeigen können.

SCHLUSSFOLGERUNG

Es sind mehrere Faktoren, die eine Krebserkrankung bedingen und begünstigen:

- Fehlverhalten in der Ernährung
- Umweltfaktoren
- Seelische Faktoren
- Suchtverhalten
- Erbanlagen

So muß also bei der Krebstherapie auf die vielfältigen Entstehungsmechanismen von Krebs Rücksicht genommen werden.

Schlechte Eßgewohnheiten können Sie versuchen zu ändern, und Sie können das Rauchen aufgeben. Einen belasteten Arbeitsplatz können Sie mit einigem guten Willen in eine gesunde Arbeitsstätte umwandeln. Sie können versuchen, Streßfaktoren zu vermeiden, oder lernen, damit umzugehen.

Nur eine vererbte Veranlagung für eine Krebskrankheit können Sie nicht beeinflussen. Aber durch eine gesunde Lebensweise können Sie Ihr Risiko, an Krebs zu erkranken, drastisch senken.

ERNÄHRUNG BEI KREBSERKRANKUNGEN

Zur Vorbeugung und Heilung von Krebserkrankungen empfiehlt es sich, täglich einen Liter Lapachotee zu trinken.

Am wirkungsvollsten zur Vorbeugung und Linderung von Krebserkrankungen sind Kreuzblütler: Blumenkohl, Grünkohl, Rosenkohl, Brokkoli, Spinat und Weißkraut.
Doch auch Hülsenfrüchte – also etwa Erbsen oder Bohnen – und tropische Früchte, wie z. B. Mango, Papaya, Kaktusfeigen und Ananas, können aufgrund der in ihnen enthaltenen Fermente und Spurenelemente helfen, das Krebsrisiko zu verringern.
Vorbeugend wirken außerdem Weintrauben, Marillen, Zwetschgen und frische Blattsalate.

- **BAUCHSPEICHELDRÜSENKREBS:** Zitronen, Grapefruits, Karotten und Papayas.
- **BLASENKREBS:** Karotten, rote Rüben, Magermilch, Brokkoli, Preiselbeeren und Radieschen.
- **BRUSTKREBS:** Eine generell alkohol- und fettarme Ernährung, außerdem Äpfel, Birnen, Bananen und Hülsenfrüchte, die in Joghurt mit lebenden Bifiduskeimen hineingerieben werden.
- **DICKDARMKREBS:** Eine ballaststoffreiche, mineralstoffreiche und fettarme Diät. Kohl, Brokkoli, Kefir und Magermilchprodukte.
- **MAGENKREBS:** Geriebene gelbe Rüben, Krautsalat, Mais, Zwiebeln und Blumenkohl.
- **LUNGENKREBS:** Kreuzblütler, besonders Karotten, rote Rüben, Marillen, Wasser- und Honigmelonen sowie Lychee und Papayas.

Vorbeugung von Lungenkrebs

Weder aktiv noch passiv rauchen! Der Radongehalt im Wohnraum muß bestimmt werden. Formaldehyddämpfe sind zu vermeiden.
Auch das Einatmen von Spraytreibgasen kann bei bestimmten Berufsgruppen zu Lungenkrebs führen (Friseur und chemische Industrie).

DIÄTPLAN BEI KREBSERKRANKUNGEN

1. Frühstück
2 Tassen grüner Tee, mit 1 Eßlöffel Honig gesüßt
1 Scheibe Vollkornbrot · Kräuterbutter
2 Eßlöffel Weizenkleie · 300 ml Milch

2. Frühstück
1 Glas schwarzer Tee · 1 Glas Rote-Rüben-Saft
1 aufgeschnittene Tomate · 1 aufgeschnittene
Knoblauchzehe · 2 Zwiebelringe

Mittagessen
1 Lachssteak · 3 Pellkartoffeln
3 aufgeschnittene Tomaten · Zwiebel- und Knoblauchringe
5 Oliven · 3 Artischocken in Öl

Das Lachssteak bei milder Hitze in Butter oder Olivenöl anbraten oder in einem Topf mit Dampfeinsatz garen. Das Gemüse kalt servieren.

Abendessen
200 g Hüttenkäse
2 Teelöffel frischgekeimte Senfsprossen
1 Handvoll Kressesprossen
3 Eßlöffel Sonnenblumensprossen · 1 Prise Meersalz
1 Teelöffel feingehackte Chilischoten
2 Scheiben Pumpernickel
vor dem Schlafengehen noch
1 Glas Rote-Rüben-Saft

Bei fortgeschrittenen Krebserkrankungen sollte man den Lapachotee durch den peruanischen Krallendorntee verstärken. Am besten ist das Mischungsverhältnis: ein Teil peruanischer Tee, drei Teile Lapachotee.

Zur Nachbehandlung von Krebserkrankungen ist Anthozym Petrasch empfehlenswert; das ist ein pflanzliches Produkt mit Rote-Rüben-Saft, verschiedenen pflanzlichen Enzymen und einer angenehm schmeckenden Weinbasis.

Vitamine und Spurenelemente

Mit unserer Nahrung nehmen wir die Nährstoffe zu uns, die der Körper nur schwer oder überhaupt nicht selbst herstellen kann, die aber essentiell, d. h. lebensnotwendig sind. Das sind die Vitamine, die Mineralstoffe und die Spurenelemente. Die Wissenschaft hat lange gebraucht, um diese Stoffe zu finden und ihre Bedeutung zu erkennen. Sie sind verantwortlich für das reibungslose Funktionieren unseres Stoffwechsels.

Vitamine

Seit wann kennt man Vitamine?

Vitamine sind Stoffe, die wir uns in Spuren aus der Nahrung holen müssen, weil sie unser Körper nicht selbst bilden kann.

Um 1911 entdeckte der Wissenschaftler Funk die lebenswichtigen Stoffe und gab ihnen den Namen »Vitamine«.
Schon zu Beginn des 19. Jahrhunderts hatte man Zusammenhänge zwischen bestimmten Krankheiten und einem Mangel an bestimmten Nährstoffen erkannt: So sah man, daß die Nachtblindheit durch Dorschleber auszuheilen war. Man verwendete Kabeljau-Leber-Extrakt, um Rachitis bei Kindern zu behandeln. Britische Seefahrer entdeckten, daß durch Zitronensaft die Symptome des Skorbuts zu beseitigen waren. Bekannt ist auch, daß durch Haferkleie oder durch Reiskleie die Krankheit Beriberi zu beseitigen war, wobei heute noch nicht ganz klar ist, ob Beriberi überhaupt eine Vitaminmangelkrankheit ist oder vielmehr auf feuchten, pilzverseuchten Reis zurückzuführen ist. Jedenfalls ging die Geschichte von Beriberi und der wunderbaren Heilung durch Weizenkleie rund um die Welt.

Wozu sind Vitamine gut?

Vitamine sind für den normalen Ablauf der chemischen Funktionen innerhalb des Körpers äußerst wichtig. Sobald irgendwelche Mangelzustände entstehen, kann das Immunsystem nicht voll arbeiten, und der Mensch wird anfälliger für Krankheiten.

Vitamine beugen Krankheiten vor.

Eine ausreichende Vitaminversorgung kann uns also vor Bakterien- und Virusinfektionen schützen. Vitamine spielen außerdem eine wichtige Rolle bei der Reparatur geschädigter Zellen und können unter Umständen entartete Zellen heilen und uns so z. B. vor der Bildung von Tumoren und damit vor Krebs schützen.

Insbesondere die drei Antioxidantien unter den Vitaminen – das Beta-Karotin (Provitamin A), Vitamin C und Vitamin E – sind für die Krankheitsvorsorge unentbehrlich.

Antioxidantien

Antioxidantien treten im Stoffwechsel als Gegenspieler vom »schlechten Sauerstoff« auf, sie können freie Radikale unschädlich machen.

Freie Radikale

Das sind aggressive, sauerstoffhaltige Moleküle mit zerstörerischer Wirkung, die in einem geschwächten Immunsystem Zellen und Gewebe schwer schädigen können.

Wie hoch ist der Vitaminbedarf?

Der Vitaminbedarf ist zunächst eine Zahl, die sagt, wie hoch die Mindestzufuhr sein muß, um Mangelerscheinungen zu vermeiden. Die Menge, die sich z. B. auf Heilungsprozesse positiv auswirkt, liegt über dem Mindestbedarf. Schließlich spielen bei der Ermittlung des Wertes noch andere Aspekte eine Rolle, wie z. B. der individuelle Stoffwechsel, die Lebensumstände usw.

Es werden jährlich neue Zahlen herausgegeben, die manchmal sehr große Schwankungen aufweisen können. Beispielsweise bei Vitamin C ist man sich nicht sicher, ob 40, 60 oder

Durch eine abwechslungsreiche, frische Kost läßt sich unser Vitaminbedarf in der Regel ohne Mangel decken.

80 Milligramm für einen männlichen Erwachsenen ausreichen. Und heute raten die Wissenschaftler zu deutlich höheren Dosen Vitamin E als früher: Nicht mehr 30 bis 60 Milligramm, sondern Mengen bis zu 200 Milligramm werden empfohlen.

Folgende Faktoren sind bei der Ermittlung des persönlichen Vitaminbedarfs zu berücksichtigen.

Alter

Säuglinge und Kinder haben einen erhöhten Vitaminbedarf, da ihr körpereigenes Immunsystem noch nicht vollständig ausgebildet ist; ebenso alte Menschen, deren Schleimhäute Vitamine und Spurenelemente nicht mehr so gut aufnehmen wie in jungen Jahren – sie brauchen also eine höhere Dosis.

Lebensumstände

Streß, Anspannung, Probleme und Depressionen können den Vitaminbedarf stark erhöhen. Auch wer körperlich sehr aktiv ist oder seinen Körper ständig sehr stark fordert, wie z. B. Leistungssportler, hat einen beträchtlich höheren Vitaminbedarf, da durch das häufige Schwitzen nicht nur Salz und Wasser, sondern auch wichtige Vitamine und Spurenelemente ausgeschieden werden. Auch klimatische Faktoren spielen beim Vitaminbedarf eine Rolle. Wenn man sehr lange sehr hohen Temperaturen ausgesetzt ist, steigt der Vitaminbedarf ebenfalls.

Risikogruppen

Schwangere und stillende Frauen haben einen erhöhten Vitaminbedarf. Der Vitaminbedarf von Frauen, die Antibabypillen nehmen, ist ebenfalls deutlich höher, teilweise um das Doppelte. Sie brauchen eine höhere Dosis vor allem von B1, B2, B12 und Folsäure. Kranke und Menschen, die ständig Medikamente zu sich nehmen, brauchen auch mehr Vitamine als der Durchschnitt.

Spezieller Bedarf bei Einnahme von Medikamenten

Wenn längere Zeit Mittel gegen Epilepsie eingenommen werden, sollten Vitamin C, Folsäure, Vitamin D und Vitamin K in ausreichender Menge zusätzlich gegeben werden.
Wenn jemand die Pille nimmt, dann sollten Folsäure, Vitamin B6, Vitamin B12, Riboflavin und Vitamin C dazugegeben werden.
Bei starken Rauchern empfiehlt es sich, ein hochdosiertes Vitaminprodukt zusätzlich einzunehmen. Jedoch ist es noch besser, das Rauchen endgültig aufzugeben.
Wenn Abführmittel eingenommen werden, kommt es öfter zu einem Mangel an Vitamin D. Wenn Paraaminosalizylsäure gegeben wird, dann kommt es ebenfalls zu Vitaminmangelerscheinungen. Am meisten davon ist Vitamin B12 betroffen. Bei Tetrazyklinen wird Vitamin C im Körper vermindert. Deswegen ist eine zusätzliche Gabe von Vitamin C notwendig. Bei den Antibiotika auf Sulfonamidbasis ist es wichtig, daß ausreichende Mengen von Folsäure dazugegeben werden, um Mangelerscheinungen nicht aufkommen zu lassen.

Durch Medikamente, Rauchen und Alkohol erhöht sich der Vitaminbedarf so, daß er gezielt befriedigt werden muß.

Ernährungs- und Lebensgewohnheiten

Wenn mehr als 50 Gramm reiner Alkohol pro Tag getrunken werden, sind die Aufnahme von Vitamin B1, B6 und Folsäure und auch die Aufnahme von Vitamin B12 stark erniedrigt. Alkoholiker leiden also oft unter chronischem Vitamin-B-Mangel, wodurch Nervenentzündungen auftreten können, unter Umständen sogar verbunden mit Lähmungen (alkoholbedingte Polyneuropathie).

Wer stark raucht, hat einen stark erhöhten Vitamin-C-Bedarf: Er braucht die dreifache Menge, um keine Mangelsymptome zu bekommen. Da Rauchern diese Tatsache sehr oft gar nicht bewußt ist, leiden sie besonders häufig an Erkältungskrankheiten, Lungenentzündungen, Bronchitis und schließlich an Krebserkrankungen der Atemwege und des Verdauungstraktes.

Aber auch Personen, die wenig essen, weil sie abnehmen wollen, haben einen erhöhten Vitaminbedarf. Bei einer Diät unter 1200 Kalorien müssen Vitamine zugeführt werden, um keinen Mangelzustand aufkommen zu lassen.
Ebenso brauchen Leute mit Fettstoffwechselstörungen Extravitamine, um der Belastung durch die hohen Fettstoffe im Blut entgegenzuwirken.

Der tatsächliche Vitaminbedarf hängt von vielen und teilweise ganz individuellen Faktoren ab. Daher können diese Richtwerte nur eine grobe Orientierung bieten.

Richtwerte für den Vitaminbedarf

Vitamin A	1,7–2,7	mg pro Tag
Vitamin D	0,01	mg pro Tag
Vitamin E	100–200	mg pro Tag
Vitamin K	2	mg pro Tag
Vitamin B1	1,5	mg pro Tag
Vitamin B2	1,6–2	mg pro Tag
Vitamin B6	2–2,5	mg pro Tag
Vitamin B12	0,005–0,008	mg pro Tag
Biotin	0,3	mg pro Tag
Vitamin C	40–60	mg pro Tag
Folsäure	0,4–0,8	mg pro Tag
Niazin	15–25	mg pro Tag
Pantothensäure	6–8	mg pro Tag

Die empfohlenen Mengen sind als Richtwerte zu verstehen und liegen in der Regel über dem Mindestbedarf.
Nur ganz wenige Vitamine, wie beispielsweise A und D, führen bei Überdosierung zu Beschwerden und können bei extremer Überdosierung zu einer leichten Vergiftung führen. Man sollte sich darum bei diesen beiden Vitaminen an die empfohlenen Richtwerte halten, bei allen anderen Vitaminen hingegen können die Richtwerte bedenkenlos überschritten werden, wenn man der Meinung ist, man hat hier besonders viel Bedarf. Der Überschuß wird vom Körper ausgeschieden.

Vitaminmangel

Vitaminmangel äußert sich in der Regel zunächst nur in Symptomen: Müdigkeit, Neigung zu Depression, Muskelkrämpfe, Konzentrationsschwäche usw.

Diese Symptome und teilweise auch die Krankheiten können mit der verstärkten Einnahme des fehlenden Vitamins behandelt werden. Wenn z. B. Vitamin B6 zu wenig zugeführt wird, können sich schwere Depressionen entwickeln, die durch die Zufuhr von ausreichend hohen Dosen B6 aufgehoben werden können.

Vitaminmangel und psychische Krankheiten

An großen amerikanischen Heilanstalten sind Versuche unternommen worden, um herauszufinden, was psychiatrische Patienten an Vitaminen und Spurenelementen brauchen. Es kam zu interessanten Ergebnissen. Die Patienten, die wegen psychiatrischer Auffälligkeit in das Krankenhaus kamen, hatten, wie man aus ihren Vorgeschichten ermitteln konnte, jahrelang Mangelerscheinungen an bestimmten Vitaminen und Spurenelementen.

Wenn nun diese Patienten anstelle von Vitaminen und Mineralstoffen mit Psychopharmaka behandelt werden, wird ihr Zustand eher schlechter als besser. Es wurde also der Versuch gemacht, diese Patienten mit Vitaminen und Spurenelementen in sehr hoher Dosierung zu behandeln.

Bei einem Großteil der Patienten besserte sich das Krankenbild tatsächlich, und sie konnten als arbeitsfähig eingestuft werden.

Psychische Störungen können mit hohen Dosen von Vitaminen und Spurenelementen behandelt werden.

Wenn ein Vitamin-B6-Mangel Depressionen auslösen kann, kann dies ein Poly- oder Multivitaminmangel erst recht. Und es gibt heutzutage Anzeichen dafür, daß ein Mangel an Vitaminen und Spurenelementen gleichzeitig maßgeblich beteiligt sein kann an der Entwicklung einer Paranoia.

Wenn man sich die folgenden Zahlen ansieht, ist die Wahrscheinlichkeit, daß Vitaminmangel zumindest mit ein Grund für psychische Erkrankungen ist, als ziemlich hoch einzuschätzen:
In einer größeren amerikanischen Heilanstalt im Staate New York hatten 50 Prozent der psychiatrischen Patienten einen Mangel an Folsäure, 30 Prozent einen Mangel an Thiamin (B1), 30 Prozent einen Mangel an Nikotinsäure, 35 Prozent einen Mangel an Vitamin B6 (Pyridoxin), 10 Prozent einen Mangel an Pantothensäure, 13 Prozent einen Mangel an Vitamin A, 20 Prozent einen Mangel an Vitamin E (Tokopherol), 12 Prozent wiesen einen Mangel an Riboflavin auf (B2). Vitamin C hatten 15 Prozent zuwenig im Blut, Biotin 3 Prozent. 40 Prozent hatten gleichzeitig zwei und 15 Prozent drei Vitaminmangelzustände. 8 Prozent hatten vier Vitaminmangelzustände gleichzeitig, und fünf Mangelzustände wiesen zehn Patienten auf.

Die fettlöslichen Vitamine

Die fettlöslichen Vitamine werden im Körper zusammen mit den Fetten bzw. wie Fette aufgenommen und verdaut. Es sind die Vitamine A, D, E und K. Unser Körper kann diese Vitamine, mit Ausnahme von Vitamin K, ganz gut speichern, so daß wir unter Umständen einige Monate ohne Vitaminversorgung mit unseren vorher angelegten Reserven überbrücken können.

Vitamin A und Beta-Karotin

Ohne Gallensäuren funktioniert die Vitaminaufnahme der fettlöslichen Vitamine nicht.

Beta-Karotin ist eine chemische Vorstufe, die der Körper dazu verwendet, um daraus Vitamin A herzustellen. Besonders aus Karotten und gelbem Gemüse stellt der Körper Beta-Karotin her. Auch das Palmöl in Westafrika oder in Indonesien ist reich an dem Provitamin A, dem Beta-Karotin.

In Gegenden, in denen viel Beta-Karotin durch die Nahrung aufgenommen wird, gibt es relativ wenig Krebserkrankungen. Denn das Immunsystem wird durch Beta-Karotin gestärkt und leistet somit eine gute Abwehr. Beta-Karotin ist als Antioxidans einzustufen, das den Körper vor freien Radikalen schützt. Der menschliche Organismus braucht von Beta-Karotin jeden Tag nur einige Milligramm. Aber auch ein Überangebot an Beta-Karotin kann dem Körper im Gegensatz zu Vitamin A nicht schaden, denn Beta-Karotin hat überhaupt keine toxischen Auswirkungen auf den menschlichen Körper.

In den letzten Jahren hat sich herausgestellt, daß Vitamin A in bestimmter Hinsicht auch vor Lungenkrebs schützen kann. Auch Brustkrebs geht durch ausreichende Vitamin-A-Gaben etwas zurück. Vitamin A kann das Größenwachstum von Melanomzellen einschränken. Zudem können Haut-, Zervix- und Uteruskarzinome durch Vitamin-A-Gaben im oberen Dosisbereich günstig beeinflußt werden. Noch günstiger scheint jedoch die Zufuhr von Retinoid A, einer Weiterentwicklung von Vitamin A, zu sein.

Die Buchstaben A, B, C usw. bei der Vitaminbezeichnung stellen die Reihenfolge ihrer Entdeckung dar: Vitamin A war das erste, dann folgte Vitamin B, dann Vitamin C.

Ein Mangel an Vitamin A führt zu einer Schwächung des Immunsystems. Besonders bei Rauchern ist an erster Stelle ein schwaches Immunsystem für die Entwicklung von Lungenkrebs verantwortlich. Ein starker Mangel an Vitamin A macht sich auch durch Nachtblindheit, verzögertes Haar- und Nagelwachstum bemerkbar.

Vitamin A hat besonders gute krebsverhindernde Eigenschaften. Es ist wichtig für ein normal funktionierendes Immunsystem. Vitamin A verhindert auch Nachtblindheit. Vitamin A ist für eine gesunde Haut und kräftigen Haarwuchs verantwortlich. Es kommt hauptsächlich in Tomaten, Milch, Eiern, Leber, Nieren, grünen Blättern und gelben Früchten vor.

Vitamin D

Vitamin D ist besonders wichtig für das Kalzium-Phosphor-Gleichgewicht im Körper. Vitamin D ist imstande, die Rachitis, die früher eine gefürchtete Kinderkrankheit war, am Auftreten zu hindern. Ein Vitamin-D-Gehalt im mittleren Dosisbereich ist notwendig, um das Immunsystem aktiv zu halten. Die durchschnittliche Tagesdosis liegt bei zehn Mikrogramm Vitamin D.

Vitamin D kann Rachitis vorbeugen. Es hilft, im Körper ein ausgewogenes Gleichgewicht zwischen Kalzium und Phosphor einzuhalten. Für gesunde Zähne und Knochen ist Vitamin D verantwortlich. Es kommt in Milch vor, in Thunfisch, in Kabeljauleber, in Lachs und im Eidotter.
Vitamin D ist ein Antioxidans. Es kann also den Körper vor freien Radikalen schützen und verhindert auch Nebenwirkungen, die durch vielfach ungesättigte Fettsäuren auftreten. Es ist für die Funktion der roten Blutkörperchen notwendig und kommt hauptsächlich im Gemüse und in Blättern, in Weizenkeimen, in Vollwertkost und pflanzlichen Ölen vor.

Vitamin E

Eine Internationale Einheit (I.E.) von Vitamin E entspricht einem Milligramm dieser Substanz. Mit seinem chemischen Namen wird das Vitamin E als Tokopherol bezeichnet.

Die Maßangabe Internationale Einheit (I. E.) gibt bei Vitaminen, Antibiotika und Hormonen an, wieviel von einer Substanz zum Erreichen einer bestimmten Wirkung erforderlich ist. Daneben ist aber die Mengenangabe in Milligramm geläufig.

Vitamin E hat die Eigenschaft, als starkes Antioxidans zu wirken. D.h., Vitamin E kann freie Radikale beseitigen, die eventuell Krebs auslösen könnten.
Vitamin E kann außerdem einen Schutz vor ungesättigten Fettsäuren bieten. Die Funktion der roten Blutzellen ist an die Gegenwart von Vitamin E gebunden.

Vitamin E ist sogar imstande, zystischen Veränderungen innerhalb der weiblichen Brust vorzubeugen. Frauen, die an der zystischen Veränderung der Brustdrüsen leiden, haben ein acht- bis zehnfach größeres Risiko, später Brustkrebs zu entwickeln. Deshalb ist die Vorbeugung mit Vitamin E besonders wichtig.

Pro Tag sollten mindestens 100 bis 200 Milligramm Tokopherol eingenommen werden. Die Mastopathia cystica, eine Erkrankung der Brustdrüsen der Frau, kann durch die tägliche Einnahme von 600 Milligramm Tokopherol innerhalb von drei Monaten ausgeheilt werden. Vitamin E ist außerdem imstande, den HDLP-Wert im Blut auf das normale Niveau zu bringen. Dadurch bietet Vitamin E in gewisser Hinsicht auch einen Schutz vor Arteriosklerose.

Vitamin K

Vitamin K ist besonders für die normale Blutgerinnung maßgeblich.
Es kommt in frischen grünen Blättern vor, im Salat, in Kohl, Blumenkohl und Kohlrabi. Außerdem ist es in der Rinderleber in hoher Konzentration vorhanden.

Die wasserlöslichen Vitamine

Die wasserlöslichen Vitamine werden nur in geringen Mengen im Körper gespeichert. Eine ausreichende Versorgung ist darum nur über eine konstant ausgewogene Kost gesichert.
Es sind die Vitamine der B-Gruppe, Niazin, Pantothensäure, Biotin, Folsäure, sowie Vitamin C.

Die Einteilung in fettlösliche und wasserlösliche Vitamine gibt schon einen Hinweis, in welchen Nahrungsmitteln sich größere Mengen des betreffenden Vitamins befinden.

Vitamin B1 (Thiamin)

Thiaminmangel verursacht Beriberi, eine Krankheit, die erst aufkam, als die industrielle Revolution die Reismühlen in jedes Dorf brachte. Thiamin ist sehr leicht durch Kochen zerstörbar.
In Europa und in den USA ist Thiaminmangel eher selten geworden. Nur Alkoholiker können manchmal an ähnlichen Symptomen leiden. Immunologisch gesehen erkranken Menschen häufiger an Infektionen mit ganz bestimmten Bakterien oder Viren, wenn ein Vitamin-B1-Mangel vorliegt.
Thiamin kann im Körper zur Verwertung der Kohlenhydrate beitragen. Ein Vitamin-B1-Mangel führt zu Appetitverlust,

Depressionen, geistiger Verlangsamung und polyneuropathischen Beschwerden in den Füßen und Händen.
Auch das Herz ist darauf angewiesen, daß im Blut ein ausreichender Spiegel von Vitamin B1 zur Verfügung steht. Alkoholiker haben einen Mangel an Vitamin B1. Deswegen haben sie oft Schwierigkeiten mit dem Herzen und Herzrhythmusstörungen.

Vitamin B1 ist für die normale Funktion des Herzens und des Nervensystems notwendig.

Bei Menschen, die eine Fastenkur durchmachen, ist die Zufuhr von Vitamin B1 notwendig, um keine Mangelzustände aufkommen zu lassen. Ab 1000 Kalorien täglich ist die Versorgung mit Vitamin B1 nicht mehr zufriedenstellend. Deshalb muß es dann in Tablettenform zugeführt werden.
Vitamin B1 ist hauptsächlich im Brot, im Vollkorngetreide, im Fisch, im mageren Fleisch, in der Leber, in der Milch, in Milchprodukten, im Schweinefleisch, Geflügel und im Naturreis enthalten.

Vitamin B2 (Riboflavin)

Ein Riboflavinmangel zeigt sich in erster Linie an der Lymphozytenzahl, in einer Zunahme bestimmter Infektionskrankheiten. Wenn ein Mangel an Vitamin B2 vorhanden ist, nehmen die T-Zellen im Blut ab, und dadurch kann die Erkrankungshäufigkeit ansteigen. Auch die Krebsanfälligkeit nimmt beim Mangel an Vitamin B2 deutlich zu.
Vitamin B2 hat bei der Verwertung der Nahrung im Eiweißstoffwechsel eine wichtige Funktion: Die Umwandlung von Eiweiß in Fett und Kohlenhydrate funktioniert nur in Anwesenheit von Vitamin B2.

Ein Mangel an Vitamin B2 führt bei den Augen zu Katarakten und zu Hornhautproblemen. Die Hornhaut wird dann nicht mehr auf ideale Weise mit Feuchtigkeit versorgt. Bei Schilddrüsenstörungen kann innerhalb kurzer Zeit ein Mangel an Vitamin B2 auftreten.
Vitamin B2 hilft beim Abbau von giftigen Substanzen im Körper und damit der Leber bei ihrer Entgiftungsaufgabe. Es ist

für das Gehirn, für das Blut und für eine schöne Haut verantwortlich.
Vitamin B2 kommt in grünem Gemüse, in Weizenkeimen, in magerem Fleisch, in Leber, Milch und Eiern vor.
Alkoholiker haben häufig einen Mangel an Vitamin B2. Deswegen leiden sie manchmal an Vergeßlichkeit, Nervenentzündungen und Verwirrtheitszuständen. Durch Behebung des Mangels können diese Symptome unterdrückt werden.

Vitamin B6 (Pyridoxin)

Vitamin B6 hat die Eigenschaft, daß es im Körper nicht gespeichert werden kann. Deshalb muß es täglich zugeführt werden. Pyridoxin ist wichtig für die Bildung von Antikörpern. Pyridoxin hat auch die Eigenschaft, Krebszellen zu zerstören und den Körper vor fremden Eiweißprodukten zu schützen. Pyridoxin ist für ein Funktionieren des menschlichen Nervensystems unentbehrlich. Wenn Frauen die Pille einnehmen, ist der Bedarf an Pyridoxin dreimal so groß wie bei solchen, die auf andere Weise verhüten.

Von Vitamin B6 kann unser Körper keinen Vorrat anlegen.

Pyridoxin ist das Vitamin B6. Ein Mangel führt zu einer körperlichen Abwehrschwäche. Die T-Zellen im Körper sind vermindert. Die Leukozyten für den Einsatz als Antikörper sind nicht mehr so geeignet, da ihre Abwehrkraft durch einen Pyridoxinmangel nachläßt.
Pyridoxin ist für das Zahnfleisch, für den Gaumen, für die Zähne, für die roten Blutzellen und für das Nervensystem von wesentlicher Bedeutung. Es kommt in Gemüsen, in Obst, Weizenkeimen, Fleisch und Bananen in beträchtlicher Menge vor.

Vitamin B12

Vitamin B12 ist für den Aufbau des Hämoglobins und für die Funktionsfähigkeit der roten Blutzellen unentbehrlich. Aber auch für ein gesundes Nervensystem ist die Anwesenheit von Vitamin B12 erforderlich.

Ein Mangel an Vitamin B12 kann, auf die Dauer gesehen, schwere Depressionen und schwere Erkrankungen im Nervensystem hervorrufen. Es ist oft beobachtet worden, daß viele Alkoholiker früher oder später einen starken Vitamin-B12-Mangel entwickeln.

Vitamin B12 verhindert eine ganz bestimmte Blutarmut (die perniziöse Anämie). Vitamin B12 ist für das Funktionieren des Nervensystems von enormer Bedeutung. Auch für das Wachstum von Kindern und Jugendlichen ist Vitamin B12 verantwortlich. Es kommt im mageren Fleisch, in der Leber, Niere, Milch, in Austern und Süßwasserfischen vor.

Biotin

Biotin wurde erst vor 10 bis 20 Jahren entdeckt. Der Körper braucht einen ausreichenden Biotinspiegel, da Biotin bei der Verwertung von Fettsäuren im Körper eine große Rolle spielt. Biotin ist ein Katalysator für die Umwandlung von Eiweißstoffen in Kohlenhydrate. Es ermöglicht, daß Kohlenhydrate im Körper in Energie umgesetzt werden können.
Biotin ist wichtig für die Muskelkraft, für die Ausdauer, für das Kreislaufsystem, für das Nervensystem, für ein gesundes Haar- und Hautwachstum. Es wurde aber auch festgestellt, daß Biotin wichtig ist für die Schilddrüse, für die Nebenniere und für das Urogenitalsystem.

Biotin ist ein wichtiger Stoff, der vor Blutarmut und Depressionen schützen kann.

Ein Mangel an Biotin kann zu schweren Depressionen führen, zu Blutarmut, zu Schlaflosigkeit, zu Muskelschmerzen und zu Muskelkrämpfen.
Biotin kommt hauptsächlich in grünen Gemüsen, in Milch, Leber, Nieren und Eidotter vor.

Vitamin C

Vitamin C spielt eine wichtige Rolle beim Schutz des Körpers vor Krebs. Es stellt ein starkes Antioxidans dar und ist deshalb besonders wichtig in der Beseitigung von freien Radikalen, die im Körper zu Krebs führen können. Die Gegenwart von Vitamin C kann die Bildung von Nitrosaminen verhindern. Nitrosamine sind besonders wichtige krebserzeugende Substanzen.

In den letzten 30 Jahren nahm die Häufigkeit des Auftretens von Magenkrebs in den USA deutlich ab. Denn in weiten Kreisen der Bevölkerung wurde die Wichtigkeit von Vitamin C bekannt, und die Menschen begannen, auf eine ausreichende Versorgung mit diesem Vitamin zu achten. Entsprechend setzte die Nahrungsmittelindustrie vielen Produkten Vitamin C zu.

Aber nicht nur vor Magenkrebs, auch vor Blasenkarzinomen kann eine ausreichende Vitamin-C-Versorgung schützen. Selbst wenn in der Blase Nitrosamine vorhanden sind, können diese durch Vitamin C oxidiert und unschädlich gemacht werden. Aber auch freie Hydroxilgruppen können im Körper durch Vitamin C gebunden und außer Gefecht gesetzt werden.

Bei starken Rauchern ist der Blutspiegel an Vitamin C stark erniedrigt. Das führt dazu, daß Raucher schneller eine Osteoporose bekommen und öfters Knochenbrüche erleiden, daß die Muskulatur schwach ist und das Gefäßsystem vorzeitig Schaden nimmt.

Vitamin C scheint auch zur Abwehr von Virusinfekten beizutragen. So tritt z. B. die Gürtelrose nur dann auf, wenn ein deutlicher Mangel an Vitamin C vorhanden ist. Da auch der Verdacht ausgesprochen worden ist, daß Krebserkrankungen durch Viren hervorgerufen werden könnten, ist es wichtig, daß die Virusabwehr durch einen ausreichenden Vitamin-C-Spiegel gewährleistet ist.

Vitamin C ist für das normale Wachstum von Zähnen, Knochen, Gaumen und Blutzellen verantwortlich.

Ein Vitamin-C-Mangel zeigt sich in einer verminderten Phagozytenfunktion der weißen Blutkörperchen. Er kann außerdem zu einer Abnahme der T-Zellen führen. D. h., die Killer-

zellen des Immunsystems leiden sehr stark unter einer Unterversorgung mit Vitamin C.
Vitamin C kommt hauptsächlich in Zitrusfrüchten, in Fruchtsäften, in Hagebutten, in Tomaten, Paprika und Beeren vor. Aber auch grünes Gemüse und Kartoffeln haben einen nennenswerten Gehalt an Vitamin C.

Folsäure

Folsäure kann bestimmten Arten von Blutarmut vorbeugen. Besonders während der ersten drei bis vier Wochen einer Schwangerschaft sollte dafür gesorgt werden, daß der Folsäurespiegel nicht absinkt. Ein Mangel an Folsäure kann bei einer Schwangerschaft zu ernsthaften Komplikationen führen.
Folsäure wird auch im Verdauungstrakt für eine gut funktionierende Bakterienflora gebraucht.
Folsäure kommt in frischen grünen Blättern vor. Auch in Kartoffeln ist sie enthalten und im mageren Fleisch, besonders in der Leber.

Niazin

Eine Reihe von Stoffen wird häufig als Vitamin bezeichnet, obwohl umstritten ist, ob sie als Vitamine anzusehen sind, z. B. die essentiellen Fettsäuren (»Vitamin F«).

Das Vitamin Niazin kann Pellagra vorbeugen. Diese Mangelkrankheit kommt bei Völkern vor, die sich vorwiegend von Mais ernähren, aber auch bei Alkoholikern und nach langer Verabreichung von Antibiotika. Niazin kann im Energiestoffwechsel verwendet werden. Dort spielt es die Rolle eines Katalysators. Niazin ist wesentlich für ein gut funktionierendes Nervensystem.
Es kommt im mageren Fleisch, in der Leber, in Eiern, im Vollkornbrot und in Getreidekörnern vor.

Pantothensäure

Pantothensäure kann dem Körper bei der Fettverdauung helfen. Sie ist am Stoffwechsel der Kohlenhydrate und am Abbau der Proteine beteiligt. Sie kommt fast in jeder Frucht vor, aber auch im Fleisch (vor allem in der Leber), in Eigelb, in der Hefe sowie in vielen Gemüsesorten.

SPURENELEMENTE

Wie der Name schon sagt, sind Spurenelemente Stoffe, die nur in ganz geringen Mengen im menschlichen Organismus vorkommen. Die Wissenschaftler haben inzwischen eine lange Liste von Spurenelementen zusammengestellt, von denen jedoch nicht allen eine essentielle (lebensnotwendige) Bedeutung zukommt. Essentielle Spurenelemente sind z. B. Chrom, Eisen, Fluor, Jod, Kupfer, Mangan, Selen und Zink.

Was die Ermittlung des Bedarfs angeht, gilt hier das gleiche, was schon bei den Vitaminen ausgeführt wurde: Jeder hat seinen persönlichen Bedarf, der sich nach Alter, Lebensumständen, Lebensgewohnheiten usw. zusammensetzt. Sehr junge und sehr alte Menschen brauchen mehr, ebenso solche, die höheren Umweltbelastungen ausgesetzt sind als andere.

Selen

Selen hat in unserem Körper drei ganz wichtige Funktionen zu übernehmen. Es ist in erster Linie ein Antioxidans, hilft also dem Körper, freie Radikale zu beseitigen.

Vieles spricht dafür, daß ein Selenmangel Krebserkrankungen hervorruft.

Selen kann die Sauerstoffverwertung im Körper verbessern. Durch Selen können giftige Schwermetalle in Form einer Gelatbildung ausgeschieden werden. Besonders wichtig ist Selen deshalb als Gegenspieler zu Quecksilber, Kadmium und Arsen.
Außerdem ist Selen als Katalysator verschiedener Stoffwechselvorgänge wichtig. Wenn der Selengehalt der Netzhaut absinkt, kommt es zur Nachtblindheit.

Bei Untersuchungen hat man festgestellt, daß in amerikanischen Bundesstaaten, deren Grundwasser wenig Selen enthält, verhältnismäßig viele Menschen an Krebs sterben. Es ist aber auch möglich, daß Selen bei schon aufgetretenen Krebserkrankungen eine therapeutische Wirkung aufweist.

Selenmangel macht sich besonders dann bemerkbar, wenn die Kost vielfach ungesättigte Fettsäuren enthält. Je größer der Fettverbrauch und je größer der Selenmangel ist, desto höher ist die Wahrscheinlichkeit, an einem bösartigen Tumor zu erkranken. Auch die Höhe der Herzbeschwerden zeigt Parallelen zu einem Mangel an Selen.
Besonders wichtig für den menschlichen Körper ist das Selen, das in organisch gebundener Form vorliegt. Auf diese Weise wird Selen vom Körper gut aufgenommen und hat kaum eine schädliche Giftwirkung aufzuweisen.
Selen kommt hauptsächlich in Zwiebeln, Knoblauch, im Vollweizengetreide und in Muscheln und Schnecken vor.

Zink

Der Tagesbedarf an Zink beträgt für einen Erwachsenen unter normalen Bedingungen etwa 20 Milligramm.

Zink ist ein Spurenelement, das besonders für das Wachstum und für die Eiweißsynthese im Körper zuständig ist. Aber auch eine Wundheilung kann beschleunigt werden, wenn ausreichend Zinkionen im Körper vorhanden sind. Zink wirkt im Körper als Katalysator und ist in vielen Enzymen unentbehrlich.

Ein starker Mangel an Zink führt z. B. zu der Hauterkrankung Acrodermatitis enteropathica. Hier kommt es zu einer Rötung und Schuppung im Gesicht, an den Zehen und an den Fingerspitzen. Innerhalb kurzer Zeit kann diese Erkrankung ausheilen, wenn der Zinkspiegel im Blut auf normale Werte gebracht wird, was durch eine Zinktablette erreicht werden kann (Zinkorotat, 40 Milligramm, zweimal täglich, zwei Wochen hindurch).
Aber auch zur Krebsabwehr, zur Stärkung des Immunsystems ist Zink unentbehrlich. Denn Zink kann die Anzahl der T-Zellen erhöhen. Ein Zinkmangel kann zu mehreren bösartigen Wucherungen führen, z. B. auch zu Basaliomen und der Hodgkin-Krankheit. Die weißen Blutkörperchen können ihre Aufgabe als Phagozyten besonders gut erfüllen, wenn im Blut Zink in ausreichender Menge vorhanden ist.

LASSEN SIE IHREN PERSÖNLICHEN NÄHRSTOFFBEDARF FESTSTELLEN

Durch moderne Methoden ist es heutzutage einfach, Vitamine, Spurenelemente und Mineralstoffe ganz genau zu bestimmen, so daß jeder Mangel rechtzeitig erkannt werden kann. Es ist vorteilhaft, einen Mangel rechtzeitig zu diagnostizieren und zu behandeln, um Folgekrankheiten vermeiden zu können.

Vieles von dem, was wir heute essen, hat nicht mehr viele gesunde Inhaltsstoffe, sei es, weil sie durch die Zubereitung (zu lange oder bei zu starker Hitze gekocht oder gebraten) oder durch lange Transportwege (z. B. von Gemüse) verlorengegangen sind, sei es, weil wir uns von Fast food ernähren, das von vornherein keine hochwertigen Inhaltsstoffe hat. Zudem kann unser Körper durch manche Umwelteinflüsse oder durch Rauchen und Alkoholgenuß Nahrung mit all ihren Inhaltsstoffen nicht mehr so gut verwerten.

Es ist wichtig, ein Bewußtsein für seinen Körper und das, was er braucht, zu entwickeln. Sehen Sie sich einmal genau an, was Sie normalerweise essen und welchen Gehalt an Vitaminen, Spurenelementen und Mineralstoffen diese Nahrungsmittel haben.

Werden Sie sich bewußt, welche Nahrungsmittel für Ihren Körper und für Ihre Gesundheit gut sind.

Wenn z. B. in österreichischen Krankenhäusern eine Kost verabreicht wird, die für die zumeist bettlägrigen Patienten einfach zu schwer und zu kalorienreich ist, liegt das daran, daß die Patienten eine solche reichhaltige Kost erwarten. Obwohl der Kalorienbedarf bei 1400 bis 1500 liegen würde, stellt sich die Krankenhausküche auf 2400 Kalorien ein. Die Patienten schätzen diese Ernährung als gut ein, obwohl sie sie noch mehr krank macht. Hier wäre es Aufgabe des Krankenhauses, die Patienten zu einem neuen und gesunden Körper- und damit Ernährungsbewußtsein hinzuführen.

RICHTLINIEN FÜR EINE GESUNDE LEBENSWEISE

Hier sind noch einmal die wichtigsten Punkte einer gesunden Lebensweise zusammengefaßt. Einer Lebensweise, die Sie widerstandsfähiger macht, die das Risiko, krank zu werden, und damit auch das Krebsrisiko verringert und Ihnen somit zu einem gesünderen und längeren Leben verhilft.

ERNÄHRUNG

Streben Sie Ihr ideales Gewicht an! Jedes Pfund Übergewicht kann Sie Ihre Gesundheit kosten.

Vermeiden Sie tierische Fette und cholesterinhaltige Nahrungsmittel.
Essen Sie grundsätzlich wenig Fleisch, und wenn, dann Geflügel. Huhn ist für den Körper am bekömmlichsten, Gans und Ente sollten nicht so oft gegessen werden, da sie sehr fett sind. Wer unter einer Fettstoffwechselstörung leidet, sollte auch beim Hühnchen die Haut entfernen.

Rotes Fleisch, wie z. B. Schweinefleisch oder Rindfleisch, sollte nur ganz wenig gegessen werden, höchstens ein- bis zweimal pro Woche.
Versuchen Sie, Speck, Schinken, fette Hamburger, Schweinsrippchen, Würste und Innereien, außerdem in Salzwasser eingelegte Fleischsorten zu vermeiden.
Essen Sie Fisch statt Fleisch. Jedoch sollten Sie auch hier wieder die fetten Fischarten und in Öl eingelegten Fisch vermeiden.

Eine Ernährung, die reich ist an tierischen Fetten, an Cholesterin und die wenig Ballaststoffe enthält, führt nach einer bestimmten Latenzzeit zu einem stark erhöhten Krebsrisiko.
Gleichzeitig nimmt die Gefahr zu, früher oder später eine Herzerkrankung zu bekommen.

Joghurt und Buttermilch sollten nicht mehr als ein bis zwei Prozent Fettgehalt haben. Mayonnaise und Sandwichaufstriche, die sehr viel Dotter und fette Öle enthalten, sollten vermieden werden.
An Hülsenfrüchten sollten Sie Erbsen, Bohnen, Sojabohnen und auch Sojabohnenprodukte essen.
Essen Sie Vollkornbrot und -brötchen statt Teigwaren aus Weißmehl. Reis, Hafer, Buchweizen sowie Dinkel sind empfehlenswert.
Besonders gesund ist Gemüse, das zur Gattung der Kreuzblütler gehört, wie z. B. Kohl, Brokkoli, Kohlrabi und Weißkraut.

Achten Sie darauf, daß Ihre Nahrung sehr viele Ballaststoffe enthält.

Vermeiden Sie Zucker: In Zucker eingelegte Früchte, viele Marmeladen, Gelees und Fruchtsiruparten sind abzulehnen. Ebenso sind Torten und Gebäck mit Weißmehl tabu.
Ersetzen Sie das normale Kochsalz zum Würzen Ihrer Speisen durch Kräuter- oder Meersalz.

Achten Sie auf Ihre Vitaminzufuhr. Ergänzen Sie fehlende Nährstoffe durch bestimmte Vitaminzusammenstellungen, wie z. B. Multibionta oder Rebivona, oder nach einem individuell zusammengestellten Plan.
Trinken Sie Buttermilch, Magermilch, Mineralwasser, ungesüßte Fruchtsäfte oder Gemüsesäfte. Koffeinhaltige Getränke, wie z. B. Kaffee, Tee und Cola, sollten nur in kleinsten Mengen konsumiert werden.
Achten Sie darauf, daß die Nahrung keine Nitrite, Nitrate und keine giftigen Nahrungsergänzungsmittel enthält.

Tabak

Rauchen ist definitv ungesund, wie uns der Gesundheitsminister auf jeder Packung deutlich mitteilt. Also stellen Sie es ein! Jede Form von Tabak, also auch Kautabak, Schnupftabak oder Pfeifenrauchen ist mehr oder weniger gesundheitsschädlich.

Ein Tip: Hören Sie zusammen mit Ihrem Partner oder einem Freund/einer Freundin auf zu rauchen, das macht es etwas einfacher.

Sicher ist es schwer, eine jahrelange Gewohnheit plötzlich aufzugeben. Aber machen Sie es sich bewußt, daß Sie mit dem Rauchen Ihrem Körper konzentriertes Gift zuführen. Sprechen Sie mit Rauchern, die es geschafft haben aufzuhören, sie werden Ihnen sagen, daß es sich gelohnt hat. Sie verringern nicht nur Ihr Risiko, an Krebs zu erkranken, wenn Sie mit dem Rauchen aufhören. Auch Ihr Lebensgefühl wird ein anderes werden. Ihr Geruchs- und Ihr Geschmackssinn werden wieder zum Leben erwachen, Sie werden wieder riechen und schmecken und genießen können.

Alkohol

Alkohol können Sie in Maßen genießen, ohne Ihrem Körper Schaden zuzufügen.
Pro Tag ist eine Menge von 80 Gramm Reinalkohol bei 175 Zentimeter Körpergröße erlaubt; das entspricht einem viertel Liter Wein, einem halben Liter Bier oder einem sechzehntel Liter Whisky.

Strahlen

Röntgenbestrahlungen soll man sich nur dann aussetzen, wenn es aus medizinischen Gründen unbedingt erforderlich ist. Wegen harmloser Rückenschmerzen sollte man nicht sofort eine Myelographie oder eine Beckenübersichtsaufnahme machen lassen. Wenn im Lauf eines Lebens zu viele Bestrahlungen durchgeführt werden, steigt die Gefahr, früher oder später davon krank zu werden.

Schützen Sie sich auch vor der Sonne. Meiden Sie vor allem die Mittagssonne zwischen 10 und 14 Uhr. Sanfte Sonnenbäder am frühen Morgen oder ab 16 Uhr sind ungefährlich. Benutzen Sie grundsätzlich Sonnencreme mit einem ausreichenden Lichtschutzfaktor.
Denken Sie daran, daß besonders blonde und blauäugige Menschen von Natur aus wenig Pigment haben und daher strahlenempfindlich sind.

UMWELTFAKTOREN

Besonders in der Industrie gibt es zahlreiche gefährliche Arbeitsplätze, z. B. in der Schuhindustrie, in der Möbelverarbeitung und in der chemischen Industrie, überall, wo mit gesundheitsschädlichen Lösungsmitteln und Dämpfen gearbeitet wird.
In den letzten Jahren hat die Wachsamkeit gegenüber den Langzeitgefahren eines gesundheitsbelastenden Arbeitsplatzes stark zugenommen.
Wenn Sie einen solchen Arbeitsplatz haben, achten Sie darauf, daß die Sicherheitsbestimmungen eingehalten werden: Tragen Sie Schutzmasken und Schutzanzüge. Denken Sie daran, daß Sie Ihren Körper auch gefährden können, ohne unmittelbare Folgen wahrzunehmen. Auch wenn Schutzmaßnahmen oft unbequem und umständlich sind, sollten Sie nicht darauf verzichten und sich keinen vermeidbaren Schädigungen aussetzen.
Auch im Haushalt sollten Sie darauf achten, daß Sie nicht mit Dämpfen von Lösungsmitteln und Reinigungsmitteln in Berührung kommen. Ebenso müssen Sie mit Unkrautvernichtungsmitteln, Pestiziden, Pilzvernichtungsmitteln und Schädlingsbekämpfungsmitteln vorsichtig umgehen.
Früher war man im Umgang mit schädigenden Substanzen häufig arglos und achtete nur auf ihren erwünschten Nutzeffekt und zuwenig auf die Gefährdungen und Folgen, die man mit ihnen in Kauf nehmen mußte. Heute hat man genug Erfahrungen gesammelt, die zur Vorsicht raten. Oft lassen sich problematische Mittel auch durch weniger belastende Produkte ersetzen.

Nicht nur Medikamente, auch viele andere Stoffe, die wir für einen bestimmten Zweck einsetzen, haben unerwünschte Risiken und Nebenwirkungen.

HORMONE

Frauen, die über längere Zeit die Pille nehmen, haben ein erhöhtes Risiko, früher oder später eine Herz- oder Kreislauferkrankung zu bekommen. Außerdem neigen sie zu Venenleiden. Wenn auch die Pille allein keine große Gefahr darstellt, ist die Verbindung mit Rauchen eine lebensbedrohli-

che Mischung. Gerade viele junge Frauen mit 25 oder 30 Jahren erleben bei hormoneller Antikonzeption und Nikotinmißbrauch häufig Schlaganfälle, die leicht zu vermeiden gewesen wären.
Sportler sollten keine Androgene einnehmen. Denn als Spätfolgen neigen sie zu Herzinfarkt, Schlaganfall oder auch zu einem Urogenitalkarzinom.

SYMPTOME, DIE VOR KREBS WARNEN

- Verhärtung oder Verdickung innerhalb der Brust
- Veränderung einer Warze oder eines Muttermals
- Narben, die schlecht heilen
- Beschwerden beim Stuhlgang oder beim Wasserlassen
- Ständiger Husten oder ständige Heiserkeit
- Ständige Verdauungsstörungen und Schwierigkeiten beim Schlucken
- Ungewöhnliche Blutungen oder Schleimabsonderungen

Wenn Sie eines dieser Symptome bei sich feststellen, sollten Sie sofort einen Arzt oder Facharzt aufsuchen, so daß weitere Untersuchungen veranlaßt werden.

BEWEGUNG

Beim Radfahren zu Hause haben Sie den Vorteil, daß Sie keinen Auspuffgasen ausgesetzt sind.

Bewegung ist äußerst wichtig für die Gesundheit. Ein kleines Übungsprogramm kann und sollte jeder durchführen. Passen Sie die Übungen Ihren Möglichkeiten an. Es geht nicht darum, Hochleistungssport zu treiben, sondern darum, den Körper regelmäßig gründlich zu bewegen und damit zu fordern. Sie können z. B. Waldläufe machen, aber auch zügiges Spazierengehen tut dem Körper gut.

Es gibt jedoch auch verschiedene Übungsprogramme, die Sie problemlos zu Hause durchführen können. Z. B. können Sie mit entsprechenden Geräten zu Hause laufen, Treppen steigen oder Fahrrad fahren. Auch Seilspringen können Sie in der Wohnung. Es gibt zudem inzwischen eine Vielzahl von

Büchern und Videokassetten mit genauen Anleitungen und ermunternder Musik für Gymnastikprogramme, die Sie zu Hause nachturnen können.
Achten Sie aber darauf, daß Sie sich nicht zuviel zumuten und daß Sie die Anleitungen richtig befolgen. Wenn Sie z. B. Probleme mit dem Kreislauf oder mit den Gelenken haben, fragen Sie einen Arzt, welche Bewegungsart für Sie am günstigsten ist.

Vorsorgeuntersuchungen

Heutzutage gibt es zahlreiche Untersuchungen, die keinen schweren Eingriff darstellen, jedoch deutlich zeigen, in welcher körperlichen Verfassung sich ein Mensch befindet. Mit Hilfe solcher Daten kann man gefährliche Entwicklungen häufig schon lange feststellen, bevor sich ein Krankheitssymptom äußerlich wahrnehmbar zeigt.

So sollten Frauen jährlich beim Gynäkologen eine Krebsvorsorgeuntersuchung machen lassen. Dabei sollte neben einer Brustuntersuchung auch die Gebärmutterschleimhaut auf Krebszellen untersucht werden.
Der Kardiologe sollte einmal im Jahr das Herz und den Blutdruck prüfen.
Der Zahnarzt sollte mindestens zweimal im Jahr den Mund- und Rachenraum kontrollieren.
Zweimal im Jahr sollte auch der Urin geprüft werden, ob Eiweiß, Zucker, Bakterien oder Blut vorhanden ist.
Zweimal im Jahr sollte ein EKG durchgeführt werden, damit eventuelle Vorzeichen eines Herzinfarktes rechtzeitig erkannt werden.
Sie sollten regelmäßig eine Blutuntersuchung machen lassen. Dabei werden u. a. die Blutfettwerte und der Blutzucker gemessen, außerdem der Gehalt an Mineralstoffen, Vitaminen und Spurenelementen.
Bei Männern sollte einmal im Jahr der PSA-Wert bestimmt werden (prostataspezifisches Antigen).

Gehen Sie regelmäßig zu Vorsorgeuntersuchungen.

Schritte zum gesunden Leben

In meiner Praxis erlebe ich es täglich, daß Leute mit den verschiedensten Beschwerden zu mir kommen und nicht mehr weiterwissen. Die klassischen Mediziner sind oft ratlos, sie behandeln die Symptome, können die Krankheit aber nicht tatsächlich heilen. Diese Menschen haben ihre Beschwerden zum Teil schon jahrelang.
Mit meiner ganzheitlichen Betrachtungsweise konnte ich bei diesen Patienten große Erfolge erzielen. Ein Blick auf die Lebensumstände der Patienten und die Fragen nach ihrer Ernährung geben schon die ersten Hinweise. Nach näherer Untersuchung konnten wir meistens die Ursachen der Beschwerden genau hier finden: falsche Ernährung und körperliche und psychische Belastung durch Umweltfaktoren.

Eine Heilung von gesundheitlichen Beschwerden ist meist erst möglich, wenn man gegen die Ursache vorgehen kann.

Hier setze ich mit meiner Behandlung an. Durch Umstellung der Ernährung oder Änderung der Lebensgewohnheiten kann man sehr viele Beschwerden heilen und fortschreitende Krankheiten stoppen.
Aber was sind eigentlich Gesundheit und gesunde Ernährung? Bei einer gesunden Ernährung ist der Körper geistig und körperlich voll leistungsfähig, nicht anfällig für Krankheiten, nicht anfällig für Herz-Kreislauf-Schwäche oder tiefen Blutdruck, nicht anfällig für Müdigkeit, Schwindel, Kopfschmerzen, Unlustgefühle und Depressionen.
Wer ansprechbar ist auf gesunde Ernährung und Ernährungsumstellung, kann innerhalb kurzer Zeit das normale Gewicht erreichen. Bei gesunder Ernährung wird die Haut glatt, auch Migräne, Kopfschmerzen, Müdigkeit, Depressionen, Angstzustände, Schwindel und Ohrensausen vergehen. Bei gesunder Ernährung ist das Schlafbedürfnis eher gering, doch verfügen wir über Leistungsfähigkeit und überschießende Energie.

SCHLECHTES ALLGEMEINBEFINDEN

FALLBERICHTE

Karl S., 45 Jahre alt, kam mit 20 Kilogramm Übergewicht in meine Praxis. Sein Hausarzt hatte Zucker festgestellt. Der Blutzuckerspiegel lag bei 360. Die Blutfette erreichten 450 (Cholesterin), und Triglyzeride zeigten einen Wert von 680. Fast alle Werte, die gemessen wurden, zeigten eine pathologische Abweichung.
Karl S. lebte im Überfluß. Er trank täglich sechs Flaschen Bier, hin und wieder einen Cognac. Sein Kaffeekonsum belief sich auf 12 bis 14 Tassen Espresso pro Tag. Als technischer Leiter konnte er sich das beste Essen in Gasthäusern leisten. Und gutes Essen bedeutete für ihn z. B. Schweinebraten mit fetter Sauce und fetten Beilagen. Er war sogar stolz darauf, daß er sich und seiner Familie ein gutes Essen leisten konnte. Um so erstaunter war er, als die Blutbefunde schlecht ausschauten und der Hausarzt die Bemerkung machte, wenn er so weiterlebe, habe er höchstens fünf Jahre noch zu leben, denn sein Vater sei ebenfalls an einer Fettstoffwechselstörung gestorben.

Mit dem Essen sollten wir uns etwas Gutes tun. Häufig richten wir damit jedoch Schaden an!

Nach einem dreiwöchigen Klinikaufenthalt war Karl S. auf Insulin umgestellt. Morgens mußte er 24 Einheiten spritzen und abends 16. Die Ärzte konnten auf diese Weise seinen erhöhten Blutzucker in den Griff bekommen. Doch Karl fühlte sich nicht mehr wohl, denn seit der Umstellung auf Insulin stimmte der ganze Körperhaushalt nicht mehr. Er bekam untertags Schweißausbrüche. Er mußte in der Nacht sechsmal urinieren gehen. Und sein Gleichgewichtssinn wurde immer schlechter. In den Füßen hatte er kein Gefühl mehr, sein Gang war schwankend und unsicher geworden. Besonders in der Nacht sank sein Blutzucker auf 40 bis 50 Milligramm je 100 Milliliter Blutserum ab. Vor Kontrollterminen an der Klinik hatte Karl Angst, denn er fürchtete, daß er dreimal am

Tag Insulin spritzen müsse. Und das sei für ihn furchtbar, vor dem Spritzen habe er immer Angst.
Karl kam schließlich zu uns in Behandlung, weil er sich von einer natürlichen Behandlungsweise mehr erhoffte. Wegen seines starken Übergewichts verordneten wir ihm eine Vollwertdiät mit 1200 Kalorien.

Frühstück
1 Tasse grüner Tee · 2 Schnitten Leinsamenbrot
100 g Petersilienquark · 100 g grüner Paprika · 100 g Kiwi
1 kleine Banane

Vormittags
1 Tasse Schwarztee,
mit 3 Teelöffeln Heidelbeermarmelade auf Fruktosebasis

Mittagessen
2 Stückchen Kabeljau · Rohkostsalat aus 50 g Karotten
60 g Sellerie · 40 g Kohlrabi · 50 g Sojabohnensprossen
200 ml Buttermilch

Den Kabeljau filetieren und in Butter bei geringer Hitze garen. Die Butter darf keinesfalls braun werden!

Abendessen
100 g gekochte Linsen · 2 kleine Kartoffeln · geröstete Zwiebelringe mit Knoblauch · 1 Stück magerer Streichkäse
1 Scheibe Vollwertbrot (Leinsamen)

Karl rechnete die Kalorienzahl genau aus und aß, wenn er nicht auf 1200 Kalorien kam, zusätzlich einen Apfel, eine Banane oder einen Eßlöffel Haferflocken mit Magermilch.

Sechs Wochen führte Karl diese 1200-Kalorien-Diät durch. Dann zeigten neue Messungen, daß im Urin kein Zucker mehr ausgeschieden wurde, daß die Blutfette normal waren. Sowohl Cholesterin als auch die Triglyzeride sowie HDLP und LDH lagen im normalen Bereich. Auch der Wert, der für die Zuckereinstellung besonders wichtig ist, der Hb1-A-Wert,

war günstig. Zum ersten Mal konnte Karl wieder durchschlafen. Morgens war er fit und frisch, obwohl er früher am Vormittag fünf bis sechs Tassen Kaffee gebraucht hatte, um überhaupt in Schwung zu kommen. Er konnte auch bis Mitternacht beschwerdefrei durcharbeiten.
Karl lernte in kurzer Zeit, selbst auf seine Ernährung zu achten, und aß nur noch das, was für seinen Blutzucker nicht schädlich war. Zusätzlich führte er ein Bewegungsprogramm durch. Er fuhr auf seinem Heimtrainer 15 bis 20 Kilometer, um zu verhindern, daß überschüssiger Zucker durch den Harn ausgeschieden wurde. Den Klinikärzten sagte er, er werde höchstens zur Untersuchung kommen, aber nicht mehr zur Behandlung, denn die Behandlung könne er selbst am besten durchführen.

Anstelle von Bier trank Karl immer öfters einen Tee, der imstande ist, den Blutzucker tief zu halten. Der Tee bestand aus folgender Kräutermischung:

Geissraute	30 g
Bohnenschalen	40 g
Heidelbeerblätter	40 g
Löwenzahnkraut	30 g
Birkenblätter	20 g
Brombeerblätter	20 g

Diese Tees sollen 20 Minuten lang ziehen und schluckweise, über den ganzen Tag verteilt, getrunken werden.

Oder zur Abwechslung:

Heidelbeerblätter	30 g
Birkenblätter	30 g
Löwenzahnwurzel	20 g
Mariendistelsamen	30 g
Bockshornklee	20 g

Diese beiden Tees schmecken sehr gut, und so hatte Karl kein Bedürfnis mehr, Bier zu trinken.
Seine falschen Ernährungsgewohnheiten hatten Karl krank gemacht. Er hatte am eigenen Leib die Erfahrung gemacht, wie sich die Ernährung auf das körperliche Wohlbefinden auswirkt, und blieb von da an bei einer gesunden Ernährungs- und Lebensweise.

ENERGIELOS DURCH ÜBERGEWICHT

Professor Siegfried S. war als Professor für Architektur an einer großen Universität tätig. Er kam zu uns in Behandlung, weil er, wie er sagte, nirgendwo anders Hilfe finden könne. Er klagte über Blähungen, über einen aufgetriebenen Leib und Verdauungsbeschwerden. Außerdem fühlte er sich ständig müde, schlaff und ohne Energie. Er konnte sein immenses Arbeitspensum nicht mehr bewältigen, er mußte sich zwischendurch immer hinlegen und hatte dann Schwierigkeiten, wieder hochzukommen, denn sein Blutdruck zeigte große Schwankungen. Wenn er sich aufregte, war sein Blutdruck bei 200, und wenn er am Morgen zu schnell aufstand, wurde ihm schwindelig.

Auch kleine Probleme, die jahrelang ignoriert werden, können zu ernsten Folgen führen.

Siegfried hatte diese Beschwerden schon seit fünf Jahren, im Laufe der letzten Monate hatten sie jedoch zugenommen. So hatte er sich vor kurzem überlegt, ob er in Frühpension gehen sollte, denn er fühlte sich nicht mehr leistungsfähig. Während der Semesterferien blieb er zu Hause im Bett liegen, und man konnte ihn kaum überreden, zum Mittagessen aufzustehen.

In diesem Zustand kam Siegfried zu uns in Behandlung. Zu Beginn war er sehr skeptisch, denn er kam nicht von sich selbst aus, sondern auf Anraten seiner Frau und seiner beiden erwachsenen Töchter.
Bei der Frage nach seinen Ernährungsgewohnheiten gab er an, daß er am liebsten Schweinebraten mit Reis und fetter

Sauce esse, dazu ein Bier. Dieses Essen habe ihm seine Mutter früher häufig gekocht, und da seine Mutter für ihn immer nur das Beste wollte, sei dies doch sicher gut für ihn. Auch bei den Getränken nehme er nur das Beste. Und das sei für ihn ein portugiesischer Rotwein und echter schottischer Whisky.

Bei einer Körpergröße von 1,70 Meter wog er 100 Kilogramm. Siegfried deutete auf seinen Bauch und sagte, das sei eigentlich kein Fettbauch, sondern es seien nur Blähungen, die hauptsächlich nach dem Essen aufträten. Und er habe eigentlich kein Übergewicht, sondern die Figur sei Vererbung, denn sein Großvater und sein Vater hätten auch einen Bauch gehabt. Und für einen stattlichen Mann in guter Position seien 100 Kilogramm gerade recht.

Oft ist die Behauptung, ein Merkmal sei vererbt, nur eine Ausrede, wenn wir nicht bereit sind, etwas zu verändern.

Beim Betasten des Bauches zeigte sich die Leber drei Querfinger unter dem Rippenbogen. D. h., die Leber war angeschwollen, und zum Teil waren die funktionstüchtigen Zellen schon mit Bindegewebsstrukturen durchwachsen.

Der Bauch lag über Thoraxniveau und war schwabbelig fett. Die Konsistenz zeigte deutlich, daß es sich um Fett handelte und nicht um Meteorismus. D. h., es lag keine Blähung vor, denn der Zwerchfellstand war normal. Der von Siegfried als Blähbauch bezeichnete Bauch bestand aus einer mindestens 15 Zentimeter dicken Fettschicht.

Das zeigt, daß wir oft nicht dazu fähig sind, unseren eigenen Körper objektiv zu betrachten. Wir machen uns gerne etwas vor und verschließen die Augen vor der unangenehmen Wahrheit, indem wir eine harmlose Erklärung finden.

Siegfrieds Blutdruck lag bei 200 : 110. Das Herz schlug ungefähr 120mal pro Minute. Der Puls war schwach, unregelmäßig und leicht unterdrückbar.

Seine Stimmung war niedergeschlagen, gereizt und zeitweise auch depressiv. Seine Gedankengänge waren etwas langsam, manchmal hatte man den Eindruck, daß er seine Gedanken nur schwerfällig ordnen und äußern konnte.

Die Cholesterinwerte lagen bei 850. Die Triglyzeride befanden sich im Bereich von 380. HDLP war zu tief (23 Milligramm je 100 Milliliter Blutserum), ebenso der Magnesiumwert im Blut, und LDH war deutlich erhöht. Die Werte des Zink-, Molybdän-, B1-, B6- und B12-Gehalts sowie der Folsäure lagen in einem äußerst tiefen Bereich, jedoch innerhalb des untersten Grenzbereichs.

Durch zehn Infusionen mit Vitaminen, Mineralstoffen und Spurenelementen wurde der Körper mit dem, was er besonders notwendig braucht, aufgefüllt. Die Infusionen waren notwendig, um schnell einen Erfolg zu sehen, denn Siegfried war skeptisch und ungeduldig und wollte ein schnelles Behandlungsergebnis sehen.

Der sanftere Weg ist oft der nachhaltigere. Dies gilt für den Aufbau eines Bewegungstrainings ebenso wie für das Abnehmen.

Wegen der schlechten Kreislauf- und Herzverhältnisse verordneten wir Siegfried ein langsam zu steigerndes körperliches Trainingsprogramm. Da er infolge seiner erhöhten Harnsäure (8,5 Prozent) Beschwerden in den Gelenken hatte, waren Übungen mit dem Standfahrrad gut geeignet. Er begann mit einem leichten Training, das konstant jeden Tag ganz leicht erhöht wurde. Am Anfang war das Training sehr beschwerlich, doch er gewöhnte sich daran und merkte mit der Zeit, wie die Kraft in den Beinen zunahm und wie seine körperliche Belastbarkeit immer besser wurde.

Auch die Ernährung wurde geändert. Siegfried wurde auf 1200 Kalorien eingestellt. Bei dieser Kalorienzahl kann ungefähr innerhalb eines Jahres das überschüssige Fett abgebaut werden, ohne daß der Körper darunter leidet. Von Radikalkuren ist grundsätzlich abzuraten, und ab einem gewissen Alter können sie sogar lebensbedrohlich sein, da sie Herz und Kreislauf extrem belasten. Zudem kann bei einer Radikalkur die Haut nicht mithalten, was am Ende ziemlich häßlich aussieht. Um das zu vermeiden, verordneten wir eine Kalorienreduktion, die als Langzeittherapie geeignet ist und die auch längere Zeit durchgehalten werden kann.

ERSTE WOCHE

Frühstück

1 Glas Sojamilch · 50 g Sonnenblumenkernbrot
100 g Magerquark, mit feingeschnittener Brunnenkresse gemischt · 1 Banane · 1 mittelgroßer Apfel

Kalorien: 350, Eiweiß: 20 g, Fett: 7 g, Kohlenhydrate: 50 g, Ballaststoffe: 10 g

Mittagessen

300 g Scholle · 1 Prise Meersalz · 5 g kaltgepreßtes Olivenöl · 200 g Stangensellerie · 40 g Karotten
60 g Erbsen · 200 g frische Tomaten · 2 Eßlöffel Zitronensaft zur Würze

Die Gemüse fein schneiden und mit den (vorgekochten) Erbsen als Rohkostsalat anrichten.

Kalorien: 400, Eiweiß: 50 g, Fett: 8 g, Kohlenhydrate: 15 g, Ballaststoffe: 14 g

Abendessen

300 g Auberginen · 1 mittelgroße gebratene Forelle
70 g gedünsteter Naturreis · 50 g Kartoffeln · 30 g Erbsen
1 feingehackte Zwiebel · 3 feingeschnittene Knoblauchzehen · 1 Eßlöffel Zitronensaft
1 Prise Meersalz · 1 Prise Lavendel und Rosmarin

Die Auberginen in möglichst dünne Scheiben schneiden und in Olivenöl ganz kurz anbraten. Die gekochten Erbsen mit Zwiebeln und Knoblauch in der Pfanne schwenken und abschmecken.

Kalorien: 450, Eiweiß: 30 g, Fett: 7 g, Kohlenhydrate: 40 g, Ballaststoffe: 10 g

Da Siegfried zwischendurch noch Hunger hatte, wurde ihm erlaubt, ab und zu eine Banane, einen mittelgroßen Apfel oder einen Becher mit Magerjoghurt zu sich zu nehmen. Dadurch konnte Siegfried diese erste Woche ganz gut durchhalten.
In der zweiten Woche wurde die Ernährung noch weiter umgestellt.

Zweite Woche

Frühstück

2 Tassen Matetee · 30 g Leinsamenbrot · 100 g Radieschen
1 Banane · 1 Aprikose

Kalorien: 300, Eiweiß: 20 g, Fett: 10 g, Kohlenhydrate: 30 g, Ballaststoffe: 6 g

Mittagessen

150 g Hering · 100 g Erbsen · 50 g Tomaten
150 g Kartoffeln · 2 feingeschnittene mittelgroße Zwiebeln
100 g kleingeschnittener Apfel · 2 Eßlöffel Zitronensaft
50 g Luzernensprossen · 30 g Alfalfagras und -sprossen

Erbsen kochen, dann Tomatenstücke zugeben. Zwiebeln, Äpfel, Sprossen und Alfalfagras als Salat anrichten.

Kalorien: 300, Eiweiß: 14 g, Fett: 12 g, Kohlenhydrate: 35 g, Ballaststoffe: 12 g

Abendessen

200 g Zucchini · 30 g feingehackte Zwiebeln
40 g Weizensprossen · 3 kleine aufgeschnittene Tomaten
2 Eßlöffel Zitronensaft · 50 g aufgeschnittene Brunnenkresse

Zucchini kleinschneiden oder raspeln, mit übrigen Zutaten anrichten.

Kalorien: 100, Eiweiß: 8 g, Fett: 3 g, Kohlenhydrate: 15 g, Ballaststoffe: 8 g

Zwischendurch bekam Siegfried ein Milchmixgetränk.

200 g Rambutanfruchtfleisch · $^1/_2$ l Magermilch,
mit 2 Eßlöffeln Waldhonig gesüßt

Rambutans sind den Lychees ähnliche, tropische Früchte aus Malaysia.

Dieses erfrischende Getränk, das das Gedächtnis und die Leistungsfähigkeit anregt, erhielt Siegfried, damit er keine Schwächeanfälle bekam. Zur Steigerung der Leistungsfähigkeit bekam Siegfried folgenden Sirup:

Extractum colae fluidae	100 g
Trivitol	200 g
Extractum Ginseng	50 g
Extractum leucea carthamoides	30 g
Crataegus	50 g
Sirupus simplex ad	500 g

Von diesem Sirup ist dreimal täglich ein Eßlöffel einzunehmen.

Durch diese Therapie nahm Siegfried anfangs zwei, nach drei Wochen ungefähr ein Kilogramm pro Woche ab. Und er fühlte sich Woche für Woche wohler. Er sah schon bald viel besser aus. Es bereitete ihm sichtlich Freude, daß er nun sogar häufig für einige Jahre jünger gehalten wurde, als er tatsächlich war.

Nach einem halben Jahr hatte Siegfried 18 Kilogramm abgenommen. Er konnte wieder voll in seinem Beruf tätig sein. Und auch wissenschaftliche Arbeiten, die er vor fünf Jahren liegengelassen hatte, weil er müde und schlapp war, konnte er jetzt ohne Probleme fertigstellen.

Außerdem brauchte er deutlich weniger Schlaf als früher und konnte dadurch seine Leistungsfähigkeit um 30 Prozent steigern.

Auf das tägliche Bier konnte Siegfried leicht verzichten, nur bei Einladungen holte er den Rotwein und den schottischen Whisky aus dem Regal.

Die erfolgreiche Behandlung hatte Siegfrieds ganzes Lebensgefühl verändert. Er war dynamisch und aktiv geworden und hatte eine positive Ausstrahlung gewonnen.

Bei einer späteren Nachkontrolle waren die Blutwerte, die Blutfette und der Blutdruck sowie die Leberfunktionen im Normbereich. Und eine regelmäßige Kontrolle und Nachbehandlung sorgen dafür, daß es dabei bleibt und Siegfried keinen Rückfall in seine frühere Erkrankung erleiden muß.

SCHIZOPHRENIE

FALLBERICHT

Einer anderer Patient, Stefan K. aus Hamburg, litt unter schwerer Schizophrenie und war nicht mehr arbeitsfähig. Zu Hause saß er antriebslos herum und starrte Tag für Tag vor sich hin.
Bei einem Spiegel in der Wohnung mußte er schnell vorbeigehen, denn sonst wurde er magisch davon angezogen und blieb stundenlang davor sitzen. Er glaubte nämlich, das Spiegelbild sei nicht er, sondern ein fremder Mensch, den er jetzt beobachten müsse. Und er hatte Angst, sich in das Spiegelbild zu verwandeln. Er beobachtete dann stundenlang Augen, Ohren und Nase, die Augenlider, die Augenbrauen, die Nasenöffnung. Die Augenbrauen und die Wimpern fand er besonders interessant. Dann wollte er überprüfen, ob die Haare, die er im Spiegel sah, seine eigenen seien. Diese Fragen beschäftigten ihn stundenlang.
Er konnte seinen Schulabschluß nicht mehr machen, denn seine Aufmerksamkeit kreiste nur noch um seine absonderlichen Wahrnehmungen und eigenartigen Gedanken. Von seinen Mitschülern fühlte er sich ausgelacht und verspottet. Sie hatten keine Ahnung, was in ihm vorging, und er konnte es auch niemandem erklären.

Für Außenstehende ist es kaum vorstellbar, wie ein Mensch mit einer psychischen Störung lebt und empfindet.

Nur seine Mutter hatte Verständnis für seine Situation. Denn sie sagte, im Alter von 25 bis 30 Jahren, in der Zeit kurz nach der Geburt ihres Sohnes, habe sie dieselben Beschwerden gehabt, jedoch nicht so stark. Bei ihr hatte die Diagnose damals gelautet: Psychose im Wochenbett oder postpartale Schizophrenie.

Stefan erhielt pflanzliche Mittel, um eine Umstimmung zu erreichen. Um Stefan mehr Energie zu geben, erhielt er folgenden Sirup:

EXTRACTUM COLAE FLUIDAE	100 G
EXTRACTUM GINSENG	30 G
EXTRACTUM LAVENDULAE	30 G
EXTRACTUM GUARANAE	30 G
EXTRACTUM ROSMARINI	30 G
SIRUPUS SIMPLEX AD	300 G

Von diesem Sirup sind dreimal täglich zwei Teelöffel einzunehmen.

Da die gewöhnlich verabreichte Dosierung dieses Sirups für Stefan nicht ausreichte, erhöhte er die Dosis auf täglich dreimal zwei Eßlöffel. Ganz langsam besserte sich sein Allgemeinbefinden.
Wir ließen bei Stefan auch eine Mineralstoffanalyse durchführen. Da zeigte sich, daß Zink, Selen und Molybdän außerhalb der Norm lagen. Auch Vitamine, wie Biotin, B3, B6, befanden sich im untersten Grenzbereich. Stefan hatte nämlich jahrelang nicht auf seine Ernährung geachtet und sich hauptsächlich von Coca-Cola und Pommes frites sowie Weißbrot ernährt.

Nachdem Stefan die erforderlichen Vitamine und Spurenelemente erhalten hatte, wurde sein Vitamindefizit ausgeglichen. Vitamin C und Vitamin B1 wurden drei Monate hindurch in einer Megadosis verabreicht. Denn vieles spricht dafür, daß unter bestimmten Umständen eine Megavitamintherapie präpsychotische oder psychotische Erscheinungen beheben kann.

Zusätzlich rieten wir Stefan zu einer Ernährungsumstellung.

Frühstück
3 Scheiben Pumpernickel
Brotaufstrich aus Sonnenblumenkernsprossen
Bockshornkleesprossen · Weizensprossen,
vermischt mit Magerquark

Gelegentlich durfte Stefan grünen Tee trinken. Sonst mußte er folgende Kräuterteezusammenstellung nehmen:

Passionsblumenkraut Johanniskraut Birkenblätter Kalmus Summitates juniperi	} zu gleichen Teilen auf 200 g

Dieser Tee stabilisierte das seelische Befinden Stefans. Er wurde dadurch ausgeglichener, und seine inneren Spannungen und Wahnideen wurden leichter erträglich.

Mittagessen

1 Forelle Müllerin · 2 gedünstete Auberginen
200 g Sonnenblumensprossen, vermischt mit
250 g Magerjoghurt · Linsenöl · 2 Eßlöffel Sojaöl
1 Prise Salbei · 1 Messerspitze Meersalz

Abendessen

200 g Naturreis · 200 g Kichererbsensprossen, gedünstet
3 kleingehackte Zwiebeln · 3 feingeschnittene Tomaten
2 Eßlöffel Sonnenblumenöl · 3 Eßlöffel feingeschnittene
Brunnenkresse · etwas Petersilie

Die Früchte des schwarzen Maulbeerbaumes schmecken brombeerähnlich und sind sehr süß.

Um seine Stimmung noch weiter zu stabilisieren, erhielt Stefan auch einen Maulbeersirup aus reifen schwarzen Beeren. Er trank davon dreimal einen viertel Liter, denn er hatte den Eindruck, daß dadurch seine Stimmung verbessert werde und ein Teil seiner Wahnideen verhindert werden könne.

Wenn Stefan sich schlecht fühlte, wenn er glaubte, er habe wieder einen Rückfall in seine zwanghaften Gedanken, aß er den folgenden Salat, der ihm immer schnell half:

Lychee-Avocado-Salat

200 g Hühnerfleisch · 50 g kleingeschnittener Stangensellerie · 1 gewürfelte große rote Paprika
20 g Balsamessig · 1 Eßlöffel kaltgepreßtes Olivenöl
200 g Lychees · 3 Avocados · 4 Eßlöffel gehackte Zwiebel
3 Eßlöffel feingehackter Knoblauch · 1 Endiviensalat

Zubereitung: *Diese Zutaten werden gemischt und dann mit Petersilie bestreut.*

Zur Stabilisierung seines Allgemeinzustandes erhielt Stefan zusätzlich jeden zweiten Tag eine Spritze mit Novoxanthin, zweiprozentige Lösung, zwei Milliliter, und eine Ampulle Hepacrisiovit, 1000 Gamma.
Nach drei Wochen konnte Stefan Lebonix, Haldol und Imap weglassen. Er hatte kein Bedürfnis mehr nach Psychopharmaka, jedoch nach einer ausgewogenen Vollwertkost, die wenig Fleisch, viel Fisch und sehr viel Rohkost enthielt.
Stefan konnte seine Schulausbildung in Fernkursen nachholen und hat vor einem Jahr seine Abschlußprüfung als Ingenieur erfolgreich bestanden.

Es sollte also bei jedem psychiatrischen Patienten nachgefragt werden, ob vielleicht Mineralstoff-, Vitaminmangelzustände oder Vitaminresorptionsstörungen vorliegen. Auf diese Weise ließen sich sehr viele Nervenkrankheiten ohne Psychopharmaka erfolgreich behandeln.

Viele Ernährungsregeln beruhen auf uralter Erfahrung und wurden durch die wissenschaftliche Erforschung der Ernährung bestätigt.

Denn schon um 400 vor Christi Geburt hat Hippokrates auf seherische Weise ausgesprochen, was auch heute noch Gültigkeit hat, nämlich, daß Nahrung eine Medizin sei und Medizin eine Nahrung.
In den sechziger Jahren dieses Jahrhunderts hat der zweifache Medizinnobelpreisträger Dr. Linus Pauling den Ausdruck »orthomolekulare Ernährung« geprägt. Er meinte damit, daß dem Körper das gegeben werden solle, was er unbedingt brauche, um gesund zu werden. Eine optimale Ernäh-

rungsform sei die Medizin der Zukunft. Und Dr. Pauling wußte, wovon er sprach, denn er hielt sich selbst an seine Lehrsätze. Auch im Alter von über 90 Jahren war er noch leistungsfähig und nahm jeden Tag seine drei Gramm Ascorbinsäure ein, von der er so viel hielt.

In den letzten Jahren wurden die freien Radikale entdeckt und Vitamin E und Vitamin C dagegen empfohlen. Auch wurden erst vor einigen Jahrzehnten Selen und Zink in ihrer vollen Bedeutung erkannt. Erst seit wenigen Jahren gibt es Mineralstoffanalysen des Blutes und Mineralstoffanalysen der Haare.

Heute ist es möglich, Ernährungskonzepte dem individuellen Bedarf anzupassen und ihre Güte zuverlässig zu überprüfen.

Je exakter die Untersuchungsmethoden sind, desto genauer lassen sich für das Individuum Ernährungskonzepte zusammenstellen, in denen alles vorhanden ist, um Krankheiten – und besonders Zivilisationskrankheiten – vorzubeugen. Wenn Gesundheit nur von der Ernährung abhängt, dann erhält die Ernährung eine neue Dimension hinsichtlich Vorbeugung und hinsichtlich der Gesunderhaltung einzelner und ganzer Völker. Denn wenn einzelne sich an eine optimale Ernährung halten und Erfolg haben, möchten diesen Erfolg auch andere miterleben und am eigenen Leibe verspüren können.

AGGRESSION UND UNAUSGEGLICHENHEIT

FALLBERICHT

Vor einiger Zeit hat in der Nähe von München ein Bauunternehmer zuerst seine Frau erschossen und dann sich selbst. Der Sohn war soeben mit seiner Ausbildung fertig geworden und sollte das Geschäft seines Vaters übernehmen. Nach diesem schrecklichen Ereignis tauchte bei dem Sohn immer wieder die Frage auf, ob er erblich belastet sei, ob er vielleicht in 10 oder 20 Jahren mit seiner Frau das gleiche machen würde wie der Vater.

Ob seinem Vater vielleicht Vitamine, Mineralstoffe und Spurenelemente gefehlt hätten, ob er vielleicht auf die Ernährung seines Vaters hätte Einfluß nehmen können – diese und ähnliche Fragen beschäftigten den Sohn ununterbrochen.
Eines Tages kam der Sohn in Behandlung und sagte, er brauche dringend Hilfe, denn vor kurzem habe er seine Frau, mit der er jetzt zwei Jahre zusammen sei, im Streit an den Haaren gezogen und dann gewürgt. Nur durch einen glücklichen Zufall sei nichts passiert.
Wir führten eine Untersuchung durch, und da zeigte sich, daß die Blutfettwerte sehr stark erhöht waren. Eine weitere Untersuchung zeigte, daß im Hinterkopf Durchblutungsstörungen vorhanden waren und daß eine Arteria carotis nahe dabei war, sich zu verschließen. Das Gefäßvolumen war nur noch zu 15 Prozent offen, und dies schon im jugendlichen Alter von 30 Jahren.
Wir führten sofort eine Ernährungsumstellung durch.

Passionsblumen	30 g
Hopfen	20 g
Brennesselwurzel	30 g
Meisterwurz	40 g

Dieser Tee soll am Morgen getrunken werden.

Diesen Tee ließ Josef ziehen, dann trank er davon zweieinhalb bis drei Liter. Diese große Trinkmenge war erforderlich, denn vorher hatte Josef die gleiche Menge an Bier getrunken.

Frühstück

3 Orangen, in Scheiben geschnitten · 2 Tassen Roggensprossen · 3 Eßlöffel kaltgepreßtes Olivenöl
10 schwarze Oliven · 5 Artischocken, in Olivenöl konserviert
zusätzlich 250 g Magerquark

Seelachsfilet bei geringer Hitze dünsten. Die vorgekochten Bohnen mit den übrigen Zutaten als Salat anrichten.

Mittagessen

250 g Seelachsfilet · 250 g grüne Bohnen
3 Tassen Sojabohnensprossen
3 Tomaten, in Scheiben geschnitten · 6 kleingeschnittene Champignons · Brunnenkresse · 1 Prise Meersalz
2 Eßlöffel Petersilie zum Darüberstreuen

Abendessen

10 feingeschnittene Weißkohlblätter
100 g Sauerkraut · 150 g Linsensprossen · 3 Tomaten
1 Joghurt · Zwiebelringe ·3 Eßlöffel Olivenöl
Kümmel und Pfeffer · Schnittlauch

Zubereitung: *Die Weißkohlblätter mit dem Sauerkraut vermischen, die Linsensprossen und in Würfel geschnittenen Tomaten dazugeben. Den Joghurt darübergießen, mit den Zwiebelringen garnieren und das Olivenöl dazugeben. Zum Schluß den gemahlenen Kümmel und Pfeffer sowie den feingehackten Schnittlauch darüberstreuen.*

Wenn Josef hungrig war, erhielt er zwischendurch eine Banane oder einen Golden-Delicious-Apfel.

Calocarpum sapotae, die Große Sapote, ist eine Frucht aus Südamerika.

Gegen seine Aggressionen erhielt er folgendes Milchmixgetränk: Die Frucht heißt Calocarpum sapotae. Davon werden drei Früchte genommen und in einem Liter Milch mit dem Mixer püriert. Dazu kommen noch Zitronensaft und Honig zur Geschmacksverbesserung. Josef trank davon mindestens zweimal einen halben Liter. Jedesmal wenn er dieses Milchmixgetränk getrunken hatte, fühlte er sich wohl und kräftig.

Nach ungefähr dreiwöchiger Behandlungszeit hatte Josef wesentlich bessere Cholesterinwerte. Auch die Triglyzeridwerte sanken ab. Und vor allem konnte er sich wieder besser konzentrieren und ließ sich durch nichts aus der Ruhe bringen. Ein halbes Jahr später wurden die Halsschlagadern geprüft, und die Durchgängigkeit hatte sich deutlich verbessert. Auch Gedächtniswerte, Konzentration und Leistungsfähigkeit hatten sich verbessert.

Von nun an wußte Josef, daß er die Fehler seines Vaters nicht wiederholen werde. Er wußte nämlich, daß er für seine Gesundheit selbst verantwortlich ist. Medikamente nimmt Josef keine ein, außer Kräutertees und tropische Pflanzengetränke ohne Alkohol.

SCHÄDIGUNG DURCH UMWELTEINFLÜSSE

FALLBERICHT

Der 25jährige Robert S. kam wegen Schwierigkeiten beim Medizinstudium in Behandlung. Er könne nur mehr vor seinen Büchern sitzen. Insgesamt fehlten ihm noch sechs Prüfungen, jedoch habe er Angst davor. Es falle ihm bei den Prüfungen nichts ein. So melde er sich an, und zwei Tage vor dem Termin sage er wieder ab. Während der letzten drei Jahre habe er aus diesem Grund alle Prüfungen abgesagt und sich ganz zurückgezogen. Jeder habe den Eindruck, daß er fleißig lerne, daß er auch etwas wisse.
Jedoch er selbst, sagte er, wisse nichts, könne nichts mehr dazulernen. Sein Gehirn sei abgestorben, und sein Gedächtnis sei wie ein Sieb.

In einer äußerlich angespannten Lebenssituation, wie z. B. einer Prüfungszeit, treten oft auch Probleme zutage, die schon lange im verborgenen vorhanden waren.

Bei unserer Untersuchung kam heraus, daß der Bleigehalt im Serum beträchtlich erhöht war. Auch Arsen lag im oberen Grenzbereich.
Die Werte für Vitamin C und Vitamin B12 befanden sich in einem sehr niedrigen Bereich, jedoch innerhalb der Norm. Magnesium, Selen und Molybdän lagen ebenfalls in einem unteren Bereich, waren jedoch gerade noch als normal zu bezeichnen.
Als Ursache für die hohen Bleiwerte konnte bald eine Erklärung gefunden werden. Robert lebte in einem alten Haus bei seinen Eltern, und dort waren die Wasserleitungsrohre

Bei der Suche nach den Ursachen der Beschwerden muß man auch für unerwartete Zusammenhänge offen sein.

seit 100 Jahren nicht mehr erneuert worden. Da Robert morgens wenig Zeit hatte, nahm er das erste Leitungswasser nach Aufdrehen des Hahnes sofort für seine Kaffeezubereitung. Über Nacht jedoch war eine relativ hohe Menge Blei aus den Leitungsrohren ausgetreten und ins Wasser übergegangen. So war es kein Wunder, daß die Bleiwerte in seinem Körper recht hoch lagen. Im Blutbild hatte das Blei schon einige Zeichen gesetzt, z. B. eine Poikilozytose. D. h., die Blutkörperchen sind alle verschieden groß und weisen verschiedene Formen auf. Dann wurden auch bei seinen Erythrozyten Heinz-Innenkörperchen gezählt. Das sind Hinweise auf eine schwere Bleivergiftung. Sogar die Zähne von Robert wiesen Zeichen einer chronischen Bleivergiftung auf. Bei den Mahlzähnen war ein leichter brauner Saum längs des Zahnhalses sichtbar. Das ist immer ein Verdachtsmoment auf eine Schwermetallvergiftung.

Robert erhielt nun zehn Tage hindurch Infusionen, um das überschüssige Blei im Körper ausschwemmen zu können. Es wurde eine Äthylendiamintetraessigsäure dazu verwendet, anschließend eine Ozontherapie durchgeführt, und schließlich wurden pflanzliche Mittel ausgesucht, um die Vergiftung endgültig zu beseitigen. Zur Stabilisierung erhielt Robert Infusionen mit Vitamin B12, Novoxanthin, Ascorbinsäure und noch einige pflanzliche Extrakte, um die Wirkung zu verstärken.
Innerhalb von zwei Wochen besserte sich sein Allgemeinzustand, und Robert bekam nun eine spezielle Diät verordnet, um sein Gedächtnis zu stärken.

Frühstück

2 Tassen Weizensprossen · 2 geriebene Äpfel
½ feingeriebene Zwiebel · 1 Karotte,
in Scheiben geschnitten · 1 Eßlöffel Olivenöl
5 Eßlöffel Haferflocken · 1 Teelöffel Hefeflocken
2 Eßlöffel Sesamsamen · 250 ml Kefir

Vormittag
1 Joghurt · 1 Banane

Mittagessen
1 gebratene Forelle · 300 g Blumenkohl
100 g Sojabohnensprossen · 3 Eßlöffel Walnußöl
4 feingeschnittene Knoblauchzehen · 2 Eßlöffel Zitronensaft
1 Messerspitze Meersalz · 250 ml Joghurt mit lebenden bulgarischen Milchsäurebakterien
1 Honigmelone als Nachtisch

Den Knoblauch fein schneiden und mit der Forelle anbraten. Statt vier Zehen können auch weniger genommen werden.

Abendessen
200 g Krautsalat · 1 Tasse Linsensprossen
3 geschnittene Tomaten · 3 rote Zwiebeln, fein in Scheiben geschnitten · 4 Eßlöffel Olivenöl
1 Prise Meersalz · 250 g Hüttenkäse
$^1/_2$ l Avocado-Bananen-Milch

Zur Entgiftung und zur Anregung des Gedächtnisses bekam Robert zwei Rezepte für Milchmixgetränke, die er sich selbst herstellen konnte:

3 Sapodillafrüchte · 3 Eßlöffel Honig
$^3/_4$ l Milch · 5 Eiswürfel

oder

4 Caimitoäpfel (Chrysophyllon-Caimito)
200 g Lucumafruchtfleisch · $^3/_4$ l Milch
2 Eßlöffel Waldhonig

Der Caimitoapfel, auch Sternapfel genannt, stammt wie die Lucumafrucht aus Südamerika.

Zubereitung: *Die Zutaten werden im Mixer ungefähr fünf Minuten gemixt, bis eine breiige Konsistenz entsteht.*

Beide Getränke nahm Robert insbesondere am Abend zu sich, wenn er noch vorhatte, drei bis vier Stunden zu lernen.

Zur Anregung des Kurzzeitgedächtnisses bekam Robert folgende Tinktur:

Ginseng	30 g
Lavendel	10 g
Guarana	30 g
Extractum colae fluidae	100 g
Trivitol	200 g
Sirup simplex ad	500 g

Immer dann, wenn Robert müde war, nahm er ein bis zwei Eßlöffel dieser wohlschmeckenden Tinktur zu sich. Dadurch konnte er das Leistungstief in seinen anstrengenden Prüfungsvorbereitungen jedesmal schnell überwinden.

Robert bekam auch gezeigt, wie er seine Prüfungen schnell und gut beenden könne.
Er wurde dazu angehalten, einen Tagesplan zu machen, in den eingetragen wurde, wieviel Stunden pro Tag zu lernen wird, so daß er genau Übersicht behielt, was er gelernt hatte und was noch zu lernen war.

Schaffen Sie auch durch gesunde Ernährung die Voraussetzungen, wenn Sie große Ziele erreichen wollen!

In zweimonatlichen Abständen konnte er seine Prüfungen gut abschließen. Sein Gedächtnis ließ ihn nicht mehr im Stich, und jede erfolgreich abgeschlossene Prüfung stärkte sein Selbstvertrauen. Nachdem Robert seine Prüfungen mit guten Noten abgeschlossen hatte, bekam er nach der Promotion sofort eine Stelle an einem wissenschaftlichen Institut.
Die Geschichte von Robert zeigt uns, wie durch eine gesunde Ernährung die Lebensfreude zurückkehrt und die Lebensaufgabe leichter und besser bewältigt werden kann. Es wird auch deutlich, daß vor der Behandlung weitgehende medizinische, biochemische und toxikologische Untersuchungen notwendig sind, um die richtige Indikation zu finden.

ERNÄHRUNG UND GEDÄCHTNISLEISTUNG

Bei Untersuchungen mit mongoloiden Kindern fand man heraus, daß eine erhöhte Vitamin- und Mineralstoffzufuhr die Intelligenz der Kinder verbesserte. Der Grund für die Studien war die Frage, ob bei diesem genetischen Leiden bestimmte Mineralstoffe, Vitamine und Spurenelemente eine Rolle spielen.

Die Studien erstreckten sich über ein Jahr, und die Ergebnisse waren stabil.

Ein Jahr später wurden die gleichen Untersuchungen durchgeführt, und man erhielt die gleichen Ergebnisse.

Eines war jedoch wichtig: Die Kinder mußten auch auf eine eventuelle Schilddrüsenunterfunktion geprüft werden. Die Kinder, die gleichzeitig Schilddrüsenhormone erhielten, zeigten die besten Ergebnisse.

Intelligenz kann sich in ganz verschiedenen Formen zeigen und ist auch von vielen verschiedenen Faktoren abhängig. Mit Ernährung kann man sie fördern – oder behindern.

Bei einer Untersuchung mit Studenten wurde herausgefunden, daß die Studenten mit dem höheren Ascorbinsäurespiegel (Vitamin C) im Blut bei einem Intelligenztest im Durchschnitt etwas besser abschnitten.

Und ein Test, der die Ernährungsgewohnheiten von Studenten prüfte, zeigte: Je gesünder die Ernährung innerhalb der letzten sechs Monate vor der Untersuchung war, desto besser schnitten die Studenten bei den Intelligenztests, Konzentrationstests und Merkfähigkeitsuntersuchungen ab.

Ein besonders schlechtes Ergebnis zeigten die Studenten, deren Ernährung aus verfeinerten Kohlenhydraten, wie z. B. Weißbrot und Brötchen, weißem Zucker, Süßigkeiten, Cola und Schokolade, bestand.

Der Unterschied zu denen, die sich mit Vollwertkost ernährten, war deutlich.

Bei Untersuchungen mit englischen Schulkindern wurde herausgefunden, daß eine ausgewogene Mischung an Nahrungsergänzungsstoffen, die mindestens neun Monate in ausreichender Dosierung gegeben wurden, den höchsten Anstieg an Gedächtnis- und Intelligenzpunkten ermöglichte. Die alleinige Gabe von Vitamin C reichte nicht aus, um bei den Intelligenztests besser abzuschneiden. Auch die Spurenelemente allein reichten nicht aus. Erst die Kombination von Mineralstoffen und Spurenelementen mit Vitaminen erreichte den höchsten Anstieg.

Nahrung für das Gehirn

Die Zusammenstellung, die das bessere Ergebnis bei den Intelligenztests brachte, enthielt Vitamin B1, B3, B5, Vitamin B6, B12, Cholin, Kalzium, Magnesium sowie Zink, Mangan, Chrom und die Antioxidantien Vitamin A, Vitamin C, Vitamin E und das Selen. Um eine Gedächtnisverbesserung zu erreichen, wurden täglich 200 Milligramm Niazin gebraucht.

Azetylcholin ist ein Botenstoff, der an der Erregungsübertragung im menschlichen Nervensystem beteiligt ist.

Ein wichtiger Stoff im Gehirn ist das Azetylcholin: Eine ausreichende Menge davon ist für das Gedächtnis, für die Intelligenz und für die Wachsamkeit (Vigilanz) notwendig. Der Körper braucht zur Bildung von Azetylcholin einerseits genügend Cholin und andererseits genügend Stoffe, die das Cholin in Azetylcholin umwandeln können.
Cholin kommt in Fischen vor, besonders in Sardellen, im Kabeljau und im Dorsch. Cholin wird für die Herstellung von Azetylcholin, Gamma-Aminobuttersäure und Tryptophan gebraucht. Cholin kommt im Körper in verschiedenen Formen vor, z. B. als Cholinbitartarikum, Cholinchlorid oder als Phosphatid. Auch lezithinhaltige, pflanzliche Siruparten enthalten Cholin in einer Vorstufe.

Die Pantothensäure (Vitamin B5) ist wichtig, um Cholin in Azetylcholin innerhalb des Gehirns umzuwandeln. Pantothensäure ist auch notwendig, um bestimmte Streßhormone im Körper zu synthetisieren, so daß der Körper mit Streß besser umgehen kann.

Vitamin B6, gemeinsam mit Zinkorotat, ist besonders wichtig, um im Gehirn genügend Mengen von Azetylcholin bilden zu können.
Niazin kann schon in Dosisbereichen von 50 bis 100 Milligramm einen Blutandrang im Kopf bewirken. Eine Dosis von 30 bis 60 Milligramm ist jedoch harmlos. Zur Anregung der Gedächtnisfunktion ist Niazin am besten in Form von Depotkapseln anzuwenden, weil dadurch keine toxischen Nebeneffekte auftreten.

Pyroglutaminat ist eine Aminosäure, die in frischem Gemüse häufig vorkommt.

Zur Steigerung der Gedächtnisleistung sind auch Derivate der Glutaminsäure, wie z. B. das Pyroglutaminat, wichtig. Das Salz der Glutaminsäure ist besonders in der Rückenmarkflüssigkeit in hoher Konzentration vorhanden. Dieses Salz ist für die Gedächtnisleistung unbedingt erforderlich. Es verbessert das Kurzzeit- und Langzeitgedächtnis und erhöht die Reaktionsschnelligkeit.

Das L-Glutamin ist eine Aminosäure, die bestimmte Neurotransmitter kontrolliert. Glutamin regelt auch die Glukoseaufnahme in das Gehirn. Im Dosisbereich von sechs bis zehn Gramm pro Tag festigt L-Glutamin die Einprägung von Engrammen im Gehirn. Gleichzeitig kann es das Verlangen nach Alkohol, nach Nikotin und übermäßigem Essen und das Verlangen nach Süßigkeiten einschränken helfen. Dieses Mittel sollte auch in der Suchtbekämpfung eingesetzt werden.

DMAE ist ein weiterer Neurotransmitter, der in pflanzlichen Nahrungsmitteln und in der Vollwertkost vorkommt. Am meisten ist DMAE im Kabeljau, Sardinen, Makrelen, aber auch in Artischocken enthalten. DMAE ist ein Mittel, das die Gehirnschranke leicht überwindet und ebenfalls für eine ausreichende Produktion von Azetylcholin maßgeblich ist. Von diesem Mittel weiß man, daß es das Gedächtnis stärkt, die Stimmung hebt und den Alterungsprozeß verzögert.

FALLBERICHT

Gehirnschäden, die von Geburt an bestehen, gelten häufig als nicht mehr heilbar.

Richards Geburt war äußerst schwierig: Es war eine Zangengeburt, die sehr lange dauerte, und da die Nabelschnur sich um seinen Hals gewickelt hatte, litt Richard an die 20 Minuten lang unter Sauerstoffmangel. Seine körperliche und geistige Entwicklung in den ersten drei Lebensjahren war sehr verzögert.
Sprechen und gehen lernte Richard erst im Verlauf des dritten und vierten Lebensjahres. Aber auch dann entwickelten sich seine sprachlichen Fähigkeiten nur sehr langsam, er hatte Schwierigkeiten mit der Grammatik, und mit fünf Jahren konnte Richard sich nur in kurzen Infinitivsätzen ausdrücken. Als er sechs geworden war, konnte er nicht eingeschult werden.

Auch neurologisch war Richard auffällig. Er ging und stand immer etwas unsicher, konnte kaum balancieren, und seine Gestik war unbeholfen. Nur mühsam konnte er sich die Schuhe selbst binden, und der Knoten hielt meist nicht lange. Richard verwechselte links und rechts und hatte überhaupt kein Orientierungsgefühl. Wenn er nur 100 Meter von zu Hause entfernt war, konnte er die Eingangstür nicht finden.
Am liebsten beschäftigte sich Richard mit seiner Eisenbahn. Da konnte er stundenlang spielen und ließ sich durch nichts aus der Ruhe bringen und ablenken. Zu Freunden und zu seinen Geschwistern hatte Richard kaum Kontakt, denn er war zu sehr mit sich selbst beschäftigt. Hinzu kam, daß er mit sechseinhalb Jahren noch Tag und Nacht Windeln brauchte.

Wenn Richard sich unbeobachtet fühlte, führte er rhythmische Bewegungen durch. Mit dem Daumen im Mund bewegte er den Oberkörper auf und ab. Gelegentlich schlug er mit seinem Kopf rhythmisch bis zu 30mal gegen die Wand, wovon ihn niemand abbringen konnte. Im Abstand von weni-

gen Sekunden erfolgten die Schläge wie Hammerschläge. Richard hatte am Hinterkopf nur mehr wenig Haare, denn durch das ständige Schlagen und Aufprallen fielen die Haare aus. Und am Hinterkopf hatte sich eine dicke (harmlose) Bindegewebsschwarte gebildet.
In diesem Zustand kam Richard zu uns zur Behandlung. Wir führten zunächst eine Analyse der Spurenelemente, Vitamine und Mineralsalze durch.

Das Ergebnis zeigte, daß Richard einen erheblichen Mangel an einigen Stoffen aufwies, wie z. B. Eisen und Zink. Also wurde seine Ernährung umgestellt, und er erhielt bestimmte Vitamine zur Förderung seiner geistigen und körperlichen Entwicklung. Zusätzlich bekam er einen Sirup, der die geistige Funktion anregen konnte, so daß der Entwicklungsrückstand nachgeholt werden konnte.
Zudem erhielt Richard eine dreiwöchige tägliche Behandlung mit Laserlicht. Dazu wurde ein Helium-Neon-Laser einer ganz bestimmten Frequenz benützt, um die Ohrakupunkturpunkte zu stimulieren. Da sich im Ohr zahlreiche Relaisstationen befinden, die mit ganz bestimmten Hirnzentren in Verbindung stehen, können über das Ohr Gehirnareale stimuliert werden.

Richard erhielt folgenden wohlschmeckenden Sirup:

Extractum leucea carthamoides	30 g
Extractum Ginseng	20 g
Extractum lavendulae	5 g
Extractum rosmarini	15 g
Extractum colae fluidae	100 g
Extractum guarana	30 g
Sirupus simplex	100 g
Mel depuratum ad	300 g

Von diesem Sirup sollte dreimal täglich ein Teelöffel eingenommen werden.

Auch eine Teezusammenstellung erhielt Richard, die aus folgenden Pflanzen bestand:

Passiflorae	30 g
Humuli lupuli	20 g
Alchemilla alpinensis	20 g
Matricaria	30 g
Radix imperatoris	40 g
Brombeerblätter	50 g
Erdbeerblätter	20 g
Radix taraxaci	20 g

Von dieser Teemischung trank Richard täglich zwei bis drei Tassen, je nach Bedarf. Da der Tee gut schmeckt, war es überhaupt kein Problem, das Kind dazu zu bringen, ihn regelmäßig zu trinken.
Die Ernährungsumstellung bedeutete, daß Richard kein Weißbrot und keine Weißmehlprodukte mehr essen durfte. Auch zuckerhaltige Limonaden zu trinken war ihm nach dem Ernährungsplan nicht erlaubt.

Zur Gedächtnisanregung wurde ihm folgendes Getränk verordnet:

Pulasanfrüchte sind, wie die Rambutans, den Lychees ähnliche Früchte aus Südostasien.

3 Pulasanfrüchte · 1/2 l Milch
1 Eßlöffel Waldhonig

Zubereitung: *Nach dem Entkernen wird das Fruchtfleisch mit dem Mixer in einem halben Liter Milch verquirlt, dann kommt ein Eßlöffel Waldhonig dazu.*

Dieses Milchmixgetränk mochte Richard besonders gern. Zusätzlich erhielt er täglich eine Tablette Zinkorotat zu 20 Milligramm. Auch eine Multivitamintablette mit Eisen wurde zusätzlich gegeben, um das fast leere Eisenniveau aufzufüllen.

Ein Jahr später konnte Richard die Schule besuchen. Zunächst zeigte sich bei ihm eine ganz leichte Legasthenie. Er verwechselte D mit G und B mit D. Ansonsten waren sein intellektuelles Niveau und sein kognitives Verständnis im Normbereich. Durch einen zusätzlichen logopädischen Unterricht konnte schließlich auch noch die Legasthenie beseitigt werden.

Legasthenie, eine Lese-Rechtschreib-Schwäche, tritt häufig auch bei Kindern mit normaler Intelligenz auf. Ihre Ursachen sind noch nicht genau erforscht.

Drei Jahre nach Behandlungsbeginn war Richard einigermaßen beschwerdefrei, und niemand konnte Richard die – wie es in der Fachsprache heißt – minimale frühkindliche Hirnstörung ansehen.

Denn im Laufe der drei Behandlungsjahre besserte sich auch das neurologische Bild.

Richard zeigte keine Ausfälle mehr beim Gehen und beim Stehen.

Das Gleichgewicht war sicher, und die Schwerfälligkeit seiner Bewegungen hatte sich restlos zurückgebildet. D. h., Richard konnte Knöpfe auf- und zumachen, seine Handbewegungen waren flink und sicher.

Auch die ursprünglich vorhandene Rechts-links-Schwäche besserte sich. Ebenso zeigte das räumliche, zeitliche und autopsychische Orientierungsvermögen keine Auffälligkeiten mehr.

Richard selbst hatte bald vergessen, daß er einmal krank gewesen war. Er hatte vergessen, daß er von seinen Geschwistern, Mitschülern und fremden Leuten wegen seines linkischen Benehmens verspottet worden war. Er war den anderen Jungen seines Alters nun weder nach dem Entwicklungsstand noch nach der körperlichen Leistung unterlegen.

Und seine Eltern waren überglücklich darüber, daß ihr Kind nun keine Entwicklungsstörungen mehr aufwies, denn sie hatten von der Geburt bis zum siebenten Lebensjahr ihres Kindes glauben müssen, daß es immer Schwierigkeiten haben würde.

Das Immunsystem

Das Immunsystem setzt sich aus vielen Einzelzellen und Organen zu einem Gesamtorganismus zusammen. Es ist sozusagen ein gut ausgeklügeltes Verteidigungssystem unseres Körpers. Man kann das Immunsystem wie eine Armee betrachten, die ständig auf der Suche nach Feinden ist. Einige Zellen sind auf den Angriff spezialisiert, andere für die Zerstörung des Feindes zuständig.

Das Immunsystem: Ein kompliziertes Organ, dessen Bestandteile über den ganzen Körper verstreut sind, leistet wirksamen Widerstand gegen eindringende Krankheitserreger.

Die vielen Zellen und Organe des Immunsystems sind zwar im ganzen Körper verteilt, sie hängen jedoch in einer Art Netzwerk eng miteinander zusammen und arbeiten abhängig voneinander.

- Die Träger des Immunsystems befinden sich in den Zellen (weiße Blutzellen, Lymphozyten), im Blut, in der Dünndarmschleimhaut und in der Unterhaut.
- Produziert werden die Zellen im Knochenmark und in der Thymusdrüse.
- Die Antikörper werden im Lymphgewebe des Darms hergestellt.
- Die Vernichtung der »schlimmen« Zellen findet im Lymphsystem (Lymphknoten, Lymphe – im ganzen Körper verstreut) statt. Die wichtigsten Stationen der Lymphe sind im Nacken, in der Achselhöhle, in der Armbeuge und in der Leistengegend.

Die Zellen im Immunsystem

Die unterschiedlichen Zellen des Immunsystem haben alle eine ganz bestimmte Aufgabe:

- **Lymphozyten:** Erkennen, was fremd ist und was zum Körper gehört.
- **T-Lymphozyten:** Organisieren die Arbeit des Immunsystems.

◆ **B-LYMPHOZYTEN:** Produzieren Antikörper (Immunglobuline), um Fremdkörper (Krebszellen, Bakterien, Viren) zu zerstören.
◆ **GEDÄCHTNISZELLEN:** Spezialisierte B-Lymphozyten, die die Baupläne der Antikörper archivieren, um sie bei einem erneuten Befall wiederzuerkennen.
◆ **MAKROPHAGEN:** Freßzellen, die üble Elemente aus dem Körper entfernen; sie töten Bakterien und Viren.
◆ **GRANULOZYTEN:** Freßzellen, die auf die Bakterienabwehr spezialisiert sind.

Die Antikörper (Immunglobuline) sind ebenfalls wichtig im Kampf gegen fremde Bakterien und Viren im Körper: Sie haken sich an den Fremdkörpern fest, dann kommen die Freßzellen und erledigen den Rest.

REAKTION DES KÖRPERS AUF ERREGER

Wenn der Körper durch Eindringlinge in Schwierigkeiten kommt, wird sofort die Körpertemperatur erhöht, denn so werden die Krankheitserreger geschwächt und können leichter zerstört werden. Wir bekommen Fieber oder eine Entzündung und werden müde. Wenn wir dem Bedürfnis nach Ruhe nachgeben, hilft das ebenfalls bei der Bekämpfung, denn wenn wir ruhen oder schlafen, ist das Immunsystem besonders aktiv.

Sobald ein Fremdkörper oder ein Bakterium entdeckt wird, kommt das Immunsystem sofort in Alarmbereitschaft.

VORAUSSETZUNGEN FÜR EIN FUNKTIONIERENDES IMMUNSYSTEM

Um eine erfolgreiche Abwehr leisten zu können, müssen der Körper und das Immunsystem kräftig sein. Es müssen im Körper genügend Spurenelemente, Vitamine und Mineralstoffe vorhanden sein, um gegen Bakterien, Viren und freie Radikale ankämpfen zu können.

◆ Der Abwehrmechanismus beginnt schon in der Haut, in den Hautzellen, dann in den Schleimhäuten, in der Lunge und in den Schleimhäuten des Magen-Darm-Traktes. Die Abwehrmechanismen, die auf der Haut oder in der Haut liegen, sind so stark, daß die meisten Viren, auch das Aidsvirus, eine gesunde Haut nicht durchbrechen können.

Starke Abwehrzellen sind durch einen ausreichenden Spiegel von Vitamin A und Vitamin C gesichert. Außerdem müssen Molybdän, Selen, Kupfer, Eisen und Mangan in ausreichender Menge vorhanden sein. Auch Kalzium und Magnesium sind für ein starkes Immunsystem eine wichtige Voraussetzung.
Ascorbinsäure ist besonders wichtig für die Produktion der T-Lymphozyten. Auch die Vitaminkombination A und E ist gegen die Attacken der freien Radikale wirksam.

Erreger

Freie Radikale: Das sind Spaltprodukte, die in unserem Körper die alten Zellen zerstören sollen. Inzwischen gibt es zu viele davon (Umweltverschmutzung), und sie zerstören auch gesunde Zellen. Sie werden von Antioxidantien (bestimmte Vitamine) gefangen. Antioxidantien reparieren auch die Schäden, die freie Radikale anrichten. Freie Radikale stehen im Verdacht, Krebs auslösen zu können.

Vitamin E ist zusammen mit Vitamin C ein starkes Antioxidans.

Besonders viele freie Radikale werden gebildet, wenn die Nahrung viel tierische Fette enthält, wie z. B. Pommes frites oder gebackenes und gebratenes Fleisch, denn vor allem durch tierische Fette werden im Körper freie Radikale verbreitet. Der Körper braucht dann entsprechend viele Antioxidantien, um die freien Radikale unschädlich machen zu können.

Weitere Erreger sind Bakterien, Krebszellen und Viren. Viele Virusarten versuchen, in unsere Zellen einzudringen. Krebszellen sind bestrebt, die Zellen in der Nachbarschaft zu zerstören, indem sie giftige Stoffe durch freie Radikale dazu einsetzen, den Körper zu schwächen.

BELASTUNGEN FÜR DAS IMMUNSYSTEM

STRESS

Eine sehr starke Belastung für das Immunsystem ist Streß. Dabei wird das Nebennierenhormon Kortisol ausgeschüttet, wodurch das Immunsystem unterdrückt und in seiner Arbeitsfähigkeit eingeschränkt wird. Hierbei tritt ein uralter, genetisch festgelegter Mechanismus in Kraft: Die Blutversorgung konzentriert sich auf das Skelett (zum Wegrennen oder Kämpfen), die anderen Teile des Körpers, darunter auch das Immunsystem, erhalten weniger Blut.
Gerade Dauerstreß ist einem oft nicht bewußt. Dies kann eine langfristige Überforderung am Arbeitsplatz sein, vielleicht auch eine Trennung, ein Todesfall oder die Geburt eines Kindes.

Lernen Sie deshalb, mit Streß umzugehen. Beobachten Sie sich selbst, damit Sie früh genug erkennen, wenn etwas zu Streß wird, und rechtzeitig dagegenwirken können. Das Erkennen eines Problems ist der erste Schritt zu seiner Lösung. Stellen Sie sich dem Problem, das den Streß verursacht, weichen Sie ihm nicht aus. Sollte es nicht lösbar sein, entwickeln Sie eine positive Einstellung. Üben Sie Entspannungstechniken, z. B. autogenes Training, mit denen Sie den Streß in den Griff bekommen können und Ihrem Körper Zeit zur Regeneration geben.

Streßtraining hilft, eine Schwächung des Immunsystems zu vermeiden. Erkennen Sie Ihre Probleme, lösen Sie sie! Wenn sie nicht lösbar sind: Versuchen Sie, Ihre Situation positiv zu nehmen, sich zu entspannen.

FETT

Eine weitere Belastung für das Immunsystem ist Fett, denn fettreiche Nahrung beansprucht das Lymphgewebe. Die fettlöslichen Nahrungsbestandteile werden über den Lymphweg transportiert, so daß durch eine Ernährungsweise, die einen hohen tierischen Fettgehalt aufweist, die Lymphflüssigkeit zähflüssig und die Strömungsgeschwindigkeit in den Lymphbahnen verlangsamt wird. Im Extremfall können manche Lymphgefäße verstopfen und undurchgängig gemacht werden. Stark erhitzte Fette weisen besonders viele freie Radikale auf und sind deshalb äußerst schädlich für den Körper.

Was ist gut für das Immunsystem?

Viele Faktoren tragen dazu bei, daß das Immunsystem voll arbeitsfähig bleibt.

- Sonnenlicht stimuliert die Thymusdrüse.
- Bewegung hilft dabei, die Lymphgefäße zu aktivieren und den Lymphfluß anzuregen.
- Ein tiefer und ungestörter Nachtschlaf ist wichtig, weil nur im Schlaf unsere inneren Organe ungestört arbeiten können. Im Schlaf werden wichtige Eiweiße produziert und Blutgefäße erweitert – so werden Energien aufgebaut, die Voraussetzung für eine funktionierende Körperabwehr sind.

Die richtige Ernährung

Es gibt viele Möglichkeiten, wie Sie Ihr Immunsystem bei seiner Arbeit unterstützen können. Am wichtigsten ist die richtige Ernährung, um den Körper ausreichend mit Eiweiß, Vitaminen und Mineralstoffen zu versorgen.

Versuchen Sie, möglichst hochwertiges Eiweiß zu essen, denn daraus beziehen die Abwehrstoffe ihre Energie. Fisch, Geflügel, Bohnen und Linsen, in Verbindung mit Kartoffeln und Reis, sowie Sojabohneneiweiß sind besonders gute Eiweißquellen.

Aber auch Vitamine und Mineralstoffe sind für die Immunkraft ausschlaggebend. Vor allem Pantothensäure, Vitamin B6, Vitamin B12 und Folsäure werden für den Aufbau von Immunzellen gebraucht.

Bei der Stärkung der Abwehrkräfte nimmt Vitamin C eine besondere Stellung ein, denn durch ausreichend Ascorbinsäure im Blut wird die Lymphozytenproduktion angeregt. Vor allem bei Allergien kann eine ausreichende Vitamin-C-Zufuhr helfen.
Unter den Mineralstoffen und Spurenelementen sind Kalzium, Magnesium, Selen und Molybdän sowie Zink von beson-

ders großer Bedeutung. Vor allem Kinder leiden oft unter Zinkmangel und werden dadurch anfällig für Hautkrankheiten – und in der Folge oft auch noch Opfer von Infektionen. Denn ein geschwächter Körper hat nicht die Abwehrkraft, Bakterien und Viren zu vernichten.
Zinkmoleküle erhöhen zusammen mit Vitamin C die Lymphozytenproduktion. So können Antigene schnell erfaßt und beseitigt werden. Zink muß auch im Knochenmark in ausreichender Menge vorhanden sein, denn dort werden die Abwehrzellen des Körpers in großer Menge produziert. Während die T-Lymphozyten hauptsächlich in der Thymusdrüse produziert werden, werden die B-Zellen im Knochenmark gebildet. Die Tatsache, daß die Thymusdrüse im Laufe des Lebens immer kleiner wird und schließlich immer mehr zusammenschrumpft, könnte eventuell an einem dauernden Zinkmangel und einer Unterversorgung mit Vitamin A liegen.

Neben Vitaminen sind Mineralien und Spurenelemente wie Zink und Magnesium für ein reibungsloses Funktionieren unseres Organismus verantwortlich.

Zink hält die Thymusdrüse fit

Da im Alter die Thymusdrüse immer kleiner wird und mit 70 Jahren kaum mehr aktive Thymuszellen vorhanden sind, könnte das eventuell der Grund sein, warum ältere Leute harmlosen Infektionskrankheiten zum Opfer fallen – der Körper ist einfach nicht mehr in der Lage, genügend Abwehrkräfte zu mobilisieren.
In den letzten Jahren liefen Untersuchungen, die zeigten, daß eine regelmäßige Zinkversorgung ausreicht, genügend Thymuszellen zu stimulieren, wieder normal zu arbeiten.

Grippeabwehr

Im Herbst und zu Winterbeginn sind die Grippeviren besonders aktiv. Wenn der Körper jetzt zuwenig Abwehrstoffe hat, können sich diese Viren leicht einnisten. Vorbeugen können Sie, indem Sie Ihren Körper mit diesen Stoffen versorgen:

- Vitamin A und – zu seiner Unterstützung – Zink
- Kalzium und Magnesium
- Beta-Karotin
- Ascorbinsäure, am besten dreimal täglich 500 Milligramm

Wenn das Immunsystem mit den notwendigen Nährstoffen versorgt ist, hat keine Virusinfektion eine Chance, den Körper zu erreichen.

Aber auch eine beginnende Infektion können Sie auf diese Art bekämpfen. Muskelschmerzen, unerklärliche Müdigkeit oder auch Schüttelfrost, Frösteln und Hitzewallungen – all das sind Anzeichen, daß der Körper gegen eine Virusinfektion ankämpft. Wenn eines dieser Symptome auftritt, sollten Sie besonders auf gesunde Ernährung achten, um Ihre Körperabwehr bei der Arbeit zu unterstützen.

Grippeabwehr für alte Menschen

Erste Hilfe bei der Grippeabwehr: Vitamin C in hoher Dosis zuführen. Die körpereigenen Vitamin-C-Speicher werden bei einer Infektion schnell geleert und sind auf Nachschub von außen angewiesen.

Alte Menschen müssen bedenken, daß sie deutlich mehr Vitamin C brauchen als jüngere, da ihr Körper die Nährstoffe nicht mehr so gut aufnehmen kann.

Der Nobelpreisträger Dr. Linus Pauling empfahl, Vitamin-C-Tabletten in Retardform zu nehmen. So kann ein ausreichender Blutspiegel über längere Zeit aufrechterhalten werden. Sein Rat lautet außerdem, dreimal täglich drei Gramm reines Vitamin C einzunehmen. Sehr empfindliche Personen können darauf zwar mit leichtem Durchfall reagieren, die Infektionsabwehr ist dafür aber optimal.

Vitamin C alleine genügt aber nicht. Zusätzlich sollten Sie zur Abwehr von Infektionen Beta-Karotin, Vitamin E, Zink, Selen, Kalzium, Magnesium und Molybdän sowie Vitamin B12 einnehmen. So kann ein optimaler Schutz erreicht werden.

Zusätzlich sollten Sie nur leichte Nahrung zu sich nehmen, die möglichst vegetarisch sein soll. Früchte, die viel Vitamin A und C enthalten, wie z. B. Karotten, Grapefruits, Orangen, rote Bete, grüner Paprika, Erdbeeren, Kiwis und Trauben, sollten reichlich verzehrt werden.

Fette Nahrungsmittel, Gebackenes, Fritiertes, Geräuchertes und Geselchtes schwächen die körperliche Abwehr und sollten deswegen vermieden werden. Auf rotes Fleisch, auf Eier, Milchprodukte, mit Ausnahme von Sauermilchprodukten, sollten Sie ganz verzichten.

VORSICHT BEI GENUSSMITTELN

Alte Menschen sollten auf konzentrierten Alkohol, Zigaretten, zu starken Tee und auf mehr als zwei Tassen Kaffee verzichten. Dafür sollten sie ein hochwertiges Mineralwasser mit wenig Kohlensäuregehalt trinken, oder sie nehmen Kräutertees zu sich, die ebenfalls die körperliche Abwehrkraft steigern.

Für alte Menschen kann eine Grippe gefährlich werden, denn ihr Immunsystem ist nicht mehr so stark.

Außerdem gilt für die Grippeabwehr dasselbe, was grundsätzlich für die Kräftigung des Immunsystems wichtig ist:

- Vermeiden Sie Streß.
- Eine optimistische Einstellung schont den Körper.
- Lachen ist Ausdruck einer fröhlichen Lebenseinstellung. Der Spruch »Lachen ist die beste Medizin« ist zwar nicht wissenschaftlich bewiesen, die Erfahrung zeigt uns aber, daß er zutreffend ist.

FIEBERANFÄLLE

FALLBERICHT

Inge K. aus Heidelberg war bei jeder Gelegenheit erkältet. Ihre Augen tränten, ihre Nase tropfte, und ihre Wangen waren geschwollen. Sie reagierte auf alles allergisch. Und alle drei, vier Wochen konnte Inge nicht mehr als Sekretärin arbeiten, denn unerklärliche Fieberanfälle schwächten sie so, daß an Arbeit nicht mehr zu denken war.
Von einer Internistin bekam Inge Antiallergika, Antihistaminika, fiebersenkende Mittel. Jedoch konnte ihr kaum etwas

helfen. Und wenn etwas half, so war der Erfolg nur vorübergehend.
Um von ihrem Leiden endgültig befreit zu werden, kam Inge zu uns in Behandlung.

Infektanfällig durch schwaches Immunsystem

Wir ließen als erstes ein zelluläres Immunprofil durchführen. Das ist eine Untersuchung, bei der festgestellt werden kann, wie gut oder wie schlecht das Abwehrsystem im Körper arbeitet.
Bei den T-Zellen und B-Zellen der Lymphozyten zeigten sich deutliche Abweichungen vom Normwert. Auch der Zink-, Molybdän-, Mangan-, Kupfer- und Eisenwert im Körper zeigten Abweichungen von den idealen Werten. Ebenso lagen die Vitamin-Blutspiegel-Werte außerhalb der Normwerte und waren für Inge viel zu tief. Außerdem zeigte die Elektrophorese etliche Abweichungen. So war der Gesamteiweißgehalt zu niedrig, die Blutkörperchensenkung zu hoch, der Hämatokrit zu niedrig. Die Cholesterinwerte wiederum lagen zu hoch. HDLP war zu niedrig, LDH stark erhöht.

Ein typischer Fall: Mangelhafte Immunabwehr führt zu erhöhter Allergiebereitschaft.

Unter diesen Voraussetzungen war es nicht verwunderlich, daß der Allgemeinzustand und das Befinden von Inge schlecht waren und die Abwehrkraft ihres Körpers nicht ausreichte, um mit Viren, Bakterien und anderen Erregern fertig zu werden.
Inge erhielt zehn Tage Infusionen mit all den Mineralstoffen, die ihr Körper dringend brauchte. Zusätzlich wurde eine Mischung von Novoxanthin und Hepavit intramuskulär gegeben, um eine sofortige Besserung zu erreichen.
Erst als es Inge besserging, fand sie Zutrauen zur Behandlungsmethode und erzählte, daß sie selbst an ihrem schlechten Allgemeinzustand schuld sei. Sie habe mindestens 20 Jahre hindurch, seit ihrer Berufstätigkeit, kein Frühstück eingenommen. Als Mittagessen verzehrte sie nur ein belegtes Brötchen mit Schinken und trank dazu einen halben Liter Cola.

Zwischendurch trank Inge sechs bis zwölf Tassen starken Kaffee, um munter zu bleiben. Am Abend kaufte sie sich auf dem Weg nach Hause ein belegtes Brötchen und trank nochmals eine Flasche Cola dazu.
20 Jahre hatte sich sich so einseitig ernährt. Und so war es kein Wunder, daß der Körper dagegen rebellierte und kurz vor dem Zusammenbruch war. Denn durch diese einseitige Ernährung fehlten dem Körper praktisch alle Nährstoffe, um gesund zu bleiben. Außerdem war Inge extrem zittrig und wog bei einer Größe von 1,70 Metern nur 46 Kilogramm.
Inge erhielt folgende Ernährungsvorschläge:

Bei hoher Anfälligkeit gegen Infektionskrankheiten liegt die Ursache meistens in einer geschwächten Immunabwehr. Oft bringt schon eine gesündere Ernährung eine dauerhafte Besserung.

Frühstück

1 Tasse Matetee · 100 g Leinsamenbrot
100 g Hüttenkäse · 1 Apfel · 1 Kiwi · 1 Banane
3 Eßlöffel Sojakeimlinge · 1 Teelöffel Olivenöl
1 Teelöffel Zitronensaft

Vormittags

1 Scheibe Vollkornbrot · 100 ml Buttermilch

Mittagessen

200 g Forelle · 3 Bratkartoffeln · 50 g Karotten
100 g Erbsen · 200 g Tomaten, garniert mit Brunnenkresse

Abendessen

300 g Linsen · 50 g feingehackte Zwiebeln
100 g kleingeschnittene Karotten · 150 g Stangensellerie
250 g Joghurt · 1 Teelöffel Zitronensaft
30 g Bambussprossen
10 Mora-de-castilla-Beeren (Rubus glaucus)
$^1/_2$ l Milch · 3 Eßlöffel Waldhonig

Zubereitung: *Die Mora-de-castilla-Beeren, die Milch und den Honig im Mixer eine Minute mischen. Dieses Milchmixgetränk schmeckt hervorragend und hat eine ausgezeichnete appetitanregende, stärkende und stimmungsaufhellende Wirkung.*

Mora-de-castilla-Beeren, eine Brombeerenart aus Kolumbien, enthalten besonders viel Magnesium und

Zusätzlich zu diesen Diätvorschlägen erhielt Inge einen Sirup in folgender Zusammensetzung:

Sirup

Von diesem Sirup sollte fünf- bis sechsmal täglich ein Eßlöffel eingenommen werden.

Trivitol	200 g
Extractum colae fluidae	100 g
Ginseng	30 g
Lavendel	10 g
Rosmarin	20 g
Crataegus	30 g
Mel depuratum	50 g
Leucea carthamoides	30 g
Sirupus simplex ad	300 g

Insbesondere von dem Sirup war Inge hellauf begeistert. Er wirkte auf sie antiallergisch, appetitanregend, leistungssteigernd, gegen Depressionen und gegen Minderwertigkeitsgefühle.

Durch den Sirup konnte sie auch gut atmen, denn er hatte eine deutlich entzündungshemmende, antiallergische Wirkung. Und im Gegensatz zu all den synthetischen Mitteln, die sie vorher in Mengen geschluckt hatte, war dieser Sirup vollkommen pflanzlich.

Nach einem Jahr beschwerdefrei

Ein Jahr nach Behandlungsbeginn war Inge beschwerdefrei. Und auch die Laboruntersuchungen zeigten eine deutliche Besserung: 90 Prozent aller Werte lagen im Normalbereich. Seit Ende der Behandlung hatte Inge keinen Fieberanfall mehr und war nicht mehr krank.

Auch ihre Konzentrationsfähigkeit hatte sich gebessert. Arbeiten, die ihr vorher manche Schwierigkeiten bereitet hatten, fielen ihr jetzt viel leichter.

Alkoholismus

Fallbericht

Heinz R. aus Wien war 46 Jahre alt, als er vor zwei Jahren erstmals zur Behandlung kam. Bei einer Körpergröße von 1,75 Metern wog er 105 Kilogramm. Er arbeitete als Koch in einem großen Krankenhaus. Es wurde sehr schnell deutlich, daß die Ursachen seiner Beschwerden in seinem hohen Alkoholkonsum lagen (täglich fünf bis sechs Liter Bier und manchmal Obstschnaps dazu), den er allerdings beschönigte und nicht so recht zugeben wollte.

Ein Fall von krassem Alkoholismus: fünf bis sechs Liter Bier und einige Schnäpse täglich.

Symptome

- Störungen der Konzentrationsfähigkeit
- Müdigkeit, Schwäche, Depressionen und Leistungsabfall
- Impotenz

Ergebnis der Blutuntersuchungen

- Gestörter Zuckerstoffwechsel: hoher Blutzucker
- Ketonkörper (azetonähnliche Substanzen) im Blut
- Harnsäure und Harnstoff erhöht
- Deutlich erhöhte Stickstoffverbindungen im Blut
- Erhöhter Hämatokrit
- Leukozytenzahl im oberen Bereich der Norm

Weitere Untersuchungen

Körperliche Symptome

- Keine Reflexe bei der neurologischen Untersuchung
- Druckempfindlichkeit in den Waden
- Fußrückendruckschmerz
- Beide großen Zehen taub
- Herabgesetzte Berührungsempfindung in den Fersen
- Geschwächte Körperabwehr: stark anfällig für Schnupfen, Augenentzündungen, Herpesinfektionen und fieberhafte Erkältungen

◆ Neurodermitisartige Hautentzündungen im Bereich des Bauches, der Armbeugen und der Kniekehlen
◆ Vergrößerte, derbe Leber
◆ Schlechte Leberfunktionswerte
◆ Gelblich verfärbte Augenbindehäute
◆ Schwellung der endokrinen Drüsen: Ohrspeicheldrüse, vergrößerte Schilddrüse, krankhafte Veränderungen der Bauchspeicheldrüse

Psychische Symptome

Bei Alkoholismus treten nicht nur körperliche, sondern auch psychische Symptome auf.

◆ Gedächtnislücken/Erinnerungslücken (z. B. bei Geburtsdaten aus seiner Familie)
◆ Verzögerung des Gedankenganges
◆ Gedrückte und leicht depressive Stimmung
◆ Ganz leichte paranoide Wahnideen

Neurologische Auffälligkeiten

◆ Deutliches Zittern der Fingerspitzen beim Armeausstrecken
◆ Beben und ständige Unruhe des ganzen Körpers
◆ Schlaflosigkeit
◆ Schlechte Träume

ZEICHEN VON ALKOHOLISMUS BEI HEINZ

◆ Ganz feine Nagelveränderungen: Rötlich-bläulich verfärbter Nageluntergrund, Längsfurchen in den Nägeln, aber auch drei, vier Querlinien waren vorhanden. Diese Querlinien entstanden zu der Zeit, als Heinz sich bis zur Bewußtlosigkeit betrunken hatte.
◆ Lebersternchen: So bezeichnet man Gefäßerweiterungen, die unterhalb des Schlüsselbeins sitzen. Es handelt sich dabei um erweiterte Kapillaren, die sternenförmig in alle Richtungen gehen.
◆ Zeichen einer Cushing-Erkrankung: geschwollene Backen, Stiernacken und Vollmondgesicht. Dies entsteht durch die Veränderung der Kortikosteroidproduktion im Körper, die ihrerseits Folge des Alkoholismus sein kann.

BEHANDLUNG

Zur Wiederherstellung des stark gestörten Elektrolytgleichgewichts erhielt Heinz täglich eineinhalb Liter Infusionen mit Elektrolytlösungen, die individuell ausgesucht worden waren. Zusätzlich bekam er Magnesium, Ascorbinsäure und Vitamin B12.

Nachdem aus internistischer Sicht sehr viele Blut- und Kreislaufgrößen geändert worden waren, erfolgte die Anpassung an den normalen Zustand langsam und vorsichtig.
Der hohe Blutdruck wurde mit Beta-Blockade, Herzstützung und Natriumausschwemmung korrigiert. Nach einigen Tagen Abstinenz wurde mit dreitägiger Distrinaringabe die Gefahr eines Deliriums beseitigt.

DAS NERVENSYSTEM BERUHIGEN

Jetzt konnten wir damit beginnen, die Ernährung umzustellen und ein Therapieprogramm aufzubauen, damit kein Rückfall mehr eintreten sollte. Wegen seines Alkoholismus konnte Heinz keine alkoholische Tinktur bekommen, wir stellten ihn deshalb auf einen Kräutertee ein.

TEE

PASSIONSBLUME	30 G
HOPFEN	50 G
KAMILLE	40 G
RADIX LEUCEA CARTHAMOIDES	50 G
RADIX IMPERATORIS	40 G
RHIZOMA CALAMI	30 G

Zwei Teelöffel mit einem halben Liter kochendem Wasser übergießen, kurz ziehen lassen und über den Tag verteilt trinken.

Der Tee hatte eine angenehme, beruhigende Wirkung, und Heinz merkte, daß sein Nervensystem wieder ins Gleichgewicht kam.

Frühstück
2 Tassen Matetee · 1 Vollkornbrot
100 g Magerquark mit Brunnenkresse · 100 g Paprika
1 kleiner Apfel

Kalorien: ca. 300, Eiweiß: 20 g, Fett: 7 g, Kohlenhydrate: 40 g, Ballaststoffe: 10 g

Mittagessen
300 g Scholle · 1 Prise Meersalz ·150 g Stangensellerie
1 mittelgroße Kartoffel · 50 g Erbsen · 2 kleine Tomaten

Zubereitung: Scholle leicht braten oder dünsten. Sellerie und Erbsen warm zur Kartoffel geben, Tomate wahlweise dazu oder kalt.

Kalorien: ca. 400, Eiweiß: 55 g, Fett: 10 g, Kohlenhydrate: 15 g, Ballaststoffe: 16 g

Abendessen
300 g gekochter Fenchel · 50 g Karotten · 60 g Zwiebeln
100 g frische Champignons · 3 Tomaten
1 Eßlöffel Zitronensaft · 1 Prise Meersalz
20 g magerer Streichkäse

Kalorien: 250, Eiweiß: 15 g, Fett: 6 g, Kohlenhydrate: 30 g, Ballaststoffe: 20 g

Innerhalb von drei Wochen konnte Heinz durch die streng eingehaltene Diät sechs Kilogramm abnehmen: etwa drei Kilogramm Fett und drei Kilogramm Gewebswasser.

ERFOLG

- Heinz fühlte sich nach kurzer Zeit wieder wohl.
- Nach einem Jahr hatten sich sämtliche Laborwerte deutlich verbessert.
- Nach zwei Jahren waren alle Werte normal.
- Heinz ist wieder potent.
- Die Alkoholabstinenz konnte dauerhaft durchgehalten werden.

MULTIPLE SKLEROSE

FALLBERICHT

Sepp K. ist Hauptschullehrer in einer kleinen Landgemeinde. Von Kindheit an neigte Sepp zu Übergewicht. Auch durch sportliche Betätigung konnte er es nicht loswerden. Er nahm seinen Beruf ernst, und es blieb ihm wenig Freizeit. Er arbeitete immer bis in den Abend, und nur sonntags machte er mit seiner Frau und seinem dreijährigen Sohn einen kleinen Ausflug – meistens nur eine kleine Runde um den Block. Bei einem solchen Lebenswandel war es kein Wunder, daß Sepp immer mehr zunahm. Schließlich wog er 95 Kilogramm bei einer Körpergröße von nur 1,68 Metern.
Nachdem Sepp irgendwo gelesen hatte, daß Fleisch für den Körper gesund sei, Kartoffeln, Reis, Nudeln dick machen, begann er, fast nur Schweinefleisch zu essen, das er zudem sehr gern mochte, und alle Beilagen drastisch zu reduzieren. Drei Jahre hindurch ernährte er sich auf diese Weise.

Der völlige Verzicht auf Kohlenhydrate entzieht dem Körper wichtige Biostoffe.

ERSTE STÖRUNGEN

Dann begannen verschiedene Störungen aufzutreten. Als er wieder einmal seinen Sonntagsspaziergang machte, fühlte er sich etwas unsicher auf den Beinen. Er hatte den Eindruck, daß der Boden unter seinen Füßen zu schwanken beginne. Wenn er auf den Kirchturm schaute, war ihm, als sei oberhalb der Kirchturmuhr noch eine zweite Uhr vorhanden.
Wenn er Zeitung lesen wollte, standen die Buchstaben nicht in einer Linie, sondern eine Reihe von Buchstaben lief zusätzlich schräg über die Zeitung drüber. Schließlich merkte er, daß ein Teil seines Gesichtsfeldes ausgefallen war.

Sein rechtes Bein fühlte sich manchmal ungelenk und gefühllos an, wenn er es aufsetzte. Er konnte beim Treppensteigen die Stufenhöhe nicht richtig einschätzen. Dadurch kam er ins Stolpern und mußte sich am Geländer festhalten.

Multiple Sklerose beginnt mit kaum merklichen Störungen. Mit der Zeit gerät der gesamte Bewegungsapparat außer Kontrolle.

Als er sich eines Abends ins Bett legte, merkte er, daß das linke Bein plötzlich ohne erkennbaren Anlaß heftig zu zittern begann und nicht mehr aufhörte. Am nächsten Tag folgte die nächste böse Überraschung: In der Schule hatte er Schwierigkeiten beim Sprechen.

Leider nicht nur eine Grippe

Zu seiner Frau sagte er, seiner Meinung nach handle es sich um eine Verkühlung im Rahmen einer Grippeinfektion. Seiner Frau kam es jedoch verdächtig vor. Sie machte in der 50 Kilometer weiter entfernt gelegenen Universitätsklinik einen Untersuchungstermin aus.

Der Oberarzt meinte, es handle sich um den Beginn einer multiplen Sklerose. Der Augenhintergrund zeigte verdächtige Aufhellungen in der Gegend des Sehnerveneintrittspunktes, und eine Rückenmarkpunktion ergab ebenfalls einen Hinweis auf eine neurologische Systemerkrankung, denn die Zellzahl war im Spinalkanal deutlich erhöht.

Bei einer Kernspintomographie wurden zahlreiche für multiple Sklerose verdächtige, reiskorngroße Punkte ausfindig gemacht. Diese herzförmigen Punkte waren im Rückenmark, im verlängerten Mark, im Stammhirn, im Kleinhirn und im Frontalhirn zu sehen. Der Oberarzt wunderte sich, daß bei so vielen objektiven Symptomen der multiplen Sklerose so wenig subjektive Beschwerden vorhanden waren.

Auf die Frage, wie diese Krankheit weiterverlaufen würde, sagte der Oberarzt, fünf Jahre würde es noch einigermaßen gehen. Nach zehn Jahren müsse ein Rollstuhl angeschafft werden, nach 15 Jahren werde er bettlägerig sein. Nach 20 Jahren komme es meist zu einer Harnwegsinfektion, dann zu einer Lungenentzündung, und das sei das Ende. Er könne es nicht zu 100 Prozent sagen, aber zu 99,5 Prozent sei dies der normale Verlauf dieser Krankheit. Solange er noch einigermaßen gehen und stehen könne, solle er eine Reise rund um die Welt machen. Denn später, wenn er schon im Rollstuhl sitze, könne er nichts mehr unternehmen.

KEINE HOFFNUNG MEHR?

Sepp konnte das nicht glauben. Er war noch jung, hatte gerade eine Familie gegründet, und seine Frau war im dritten Monat schwanger. Er konnte nicht glauben, daß ihm durch diese Krankheit alles genommen werden würde.

Sepp ließ sich krankschreiben und kam dann zu uns in Behandlung. Die neurologische Untersuchung ergab auch bei uns dieselben Ausfälle und dieselben Krankheitssymptome, die bereits an der neurologischen Klinik festgestellt worden waren.

Wir ließen zusätzlich einen Immunstatus (zelluläres Immunprofil) durchführen. Außerdem überprüften wir Elektrolyte, Spurenelemente, toxische Substanzen (Arsen, Blei, Quecksilber, Kadmium). Auch Zinn, Zink, Aluminium, Eisen, Molybdän, Mangan, Magnesium und Selen wurden bestimmt. Jedoch sollte nichts außer acht gelassen werden, was eventuell als Ursache dieser degenerativen Nervenerkrankung in Frage kommen konnte.

Zehn Tage hindurch erhielt Sepp Infusionen mit Mineralstoffen, Spurenelementen, Thymus- und Plazentaextrakten, Novoxanthin und Hepavit.

TROPISCHE FRÜCHTE HELFEN HEILEN

Da Sepp durch eine einseitige Schweinefleischernährung erkrankt war, waren wir der Ansicht, er könne durch eine sinnvoll zusammengestellte vegetarische Kost wieder einigermaßen gesund werden. So empfahlen wir eine laktovegetabile Kost mit frischen Pflanzen, Sprossen und ausgewählten tropischen Früchten, die gerade bei dieser Erkrankung eine große Heilwirkung zeigen können.

Infusionen mit Mineralien, Spurenelementen, Thymus- und Plazentaextrakten stellen einen wirksamen Einstieg in die Behandlung der MS dar.

Denn es ist bekannt, daß in bestimmten tropischen Gegenden die multiple Sklerose kaum vorkommt. Und da die Menschen sich genetisch kaum unterscheiden, bestimmt die Ernährungsweise über Gesundheit und Krankheit. So weiß man z. B., daß Japaner in ihrer Heimat sehr selten an multipler Sklerose erkranken. Jedoch zeigen Japaner in den USA das gleiche Krankheitsrisiko hinsichtlich der multiplen Sklerose, wenn sie sich den westlichen Eßgewohnheiten anpassen.

Sepp wurde folgender Diätplan verordnet:

1. Frühstück
Tee aus 1 braunen sibirischen Wurzel · Honig
1 Scheibe Sonnenblumenkernbrot · Hüttenkäse
Brunnenkresse · 1 Teller Bockshornkleesprossen

So werden Bockshornkleesprossen gezüchtet
Die Kleesamen bei einer Temperatur von 20 °C einweichen. Zweimal täglich spülen und wässern. Nach drei Tagen erfolgt die Ernte. Der Kern sollte dabei ein bis zwei Millimeter länger als der Samen sein.
30 Gramm Samen ergeben ca. 100 Gramm Sprossen.

2. Frühstück
1 Glas Kefir · 1 kleine Banane
oder 1 mittelgroßer Apfel

Am besten zum Verzehr als Rohkost eignet sich der glattblättrige sogenannte Gärtnerspinat.

Mittagessen
Spinat · 150 g Reissprossen
5 kleingehackte Radieschen
1 Eßlöffel Zitronensaft
2 Teelöffel Sesamöl · 3 gepreßte Knoblauchzehen
1 Prise Meersalz · 3 Eßlöffel frischgehackte Petersilie
250 g Joghurt mit lebenden bulgarischen Kulturen
Zubereitung: *Alles mischen, feingeschnittenen Bärlauch darüberstreuen.*

Abendessen
3 Tassen frisches Sauerkraut · 1 ½ Tassen Senfsprossen
1 Eßlöffel Olivenöl · 3 Eßlöffel kleingeschnittener Sellerie

1 kleine geraspelte Karotte · 1 geriebener Apfel
1 Eßlöffel Zitronensaft · 250 g Hüttenkäse

Zubereitung: *Alle Zutaten miteinander vermengen.*

Zwischenmahlzeit

Als Zwischenmahlzeit empfiehlt sich ein schmackhaftes und immunstärkendes Milchmixgetränk aus drei tropischen Früchten:

2 Maracujas · 1 Bulasan · 2 Sapotefrüchte
$^1/_2$ l Milch · 1 Eßlöffel Honig
Saft von $^1/_2$ halben Zitrone

Zubereitung: *Die Früchte im Mixer zerkleinern, dann die Milch, den Honig und den Zitronensaft dazugeben.*

Die Zapote- oder Sapotefrucht stammt aus Zentralamerika und wird über die USA importiert. In Puerto Rico ißt man sie gern gesalzen.

Kräftiger und leistungsstärker, trotz Gewichtsverlust

Sepp spürte, wie er jeden Tag kräftiger wurde, obwohl er pro Woche etwa ein Kilogramm an Gewicht abnahm. Die tägliche Kalorienzufuhr war auf etwa 1250 eingestellt.

Nach drei Wochen hatte Sepp deutlich abgenommen. Die Beschwerden waren zwar noch nicht ganz verschwunden, jedoch war die Erkrankung zum Stillstand gekommen.

Nach weiteren drei Wochen waren kaum noch Symptome einer Erkrankung nachweisbar. Sepp fühlte sich gesund, konnte wieder problemlos Zeitung lesen und wieder unterrichten. Keiner seiner Schüler merkte ihm eine Unsicherheit beim Gehen oder Sprechen an.

Ein Jahr später kam Sepp zur Nachbehandlung und sagte, daß auch die neueste Kernspinuntersuchung keine verdächtigen Zeichen ergeben hätte.

Sepp hielt sich, so gut er konnte, an die strenge 1250-Kalorien-Diät. Er bekam noch zusätzliche Diäthinweise für die Auswahl der richtigen Teesorten, die richtigen Pflanzen, die richtigen Sprossen, Keimlinge, Früchte und Gemüsesorten, die für seine Gesundheit lebensnotwendig waren.

Umweltverschmutzung

Gifte im Essen …

Tagtäglich gelangt eine Vielzahl neuer Chemikalien auf den Markt und damit in die Umwelt. Unser Körper ist diesem Bombardement aber nicht hilflos ausgesetzt.

Nach Berechnungen amerikanischer Wissenschaftler sind wir gerade dabei, uns selbst zu vergiften. Innerhalb der nächsten 50 Jahre wird das Ausmaß der Vergiftung richtig zum Vorschein kommen.

Jeder von uns hat einen Kampf zu führen gegen Schwermetalle, Nitrite, Nitrate, freie Radikale, Konservierungsmittel, Nahrungsmittelergänzungsstoffe, Hormone, Antikörper, Unkraut- und Schädlingsvernichtungsmittel. Jeder von uns atmet innerhalb eines Jahres mindestens zehn Gramm Umweltgifte ein.

Jeder von uns nimmt pro Jahr fünf bis sechs Kilogramm Nahrungsergänzungsstoffe zu sich – eine enorme Menge. Wie viele davon giftig auf den Organismus wirken, kann nicht genau vorausgesehen werden.

In jeder Nahrung sind mehr oder weniger giftige Konservierungsmittel enthalten. Auch heiße Fette, die beim Fritieren verwendet werden, erzeugen Kohlenwasserstoffe mit freien Radikalen, die Ursache für Arteriosklerose und verschlossene Herzkranzgefäße sind. Jeder von uns hat im Blut Dioxine und DDT-Rückstände. Das alles lagert sich im Gehirn, im Knochenmark und im Bindegewebe ab. Wer Fruchtsäfte aus Dosen trinkt, bekommt noch zusätzlich einige Milligramm Aluminium ins Blut.

… und Gifte im Wasser

Wenn in den Wasserleitungen Spuren von Bleilegierungen sind, kommt es ab einem bestimmten Bleigehalt im Blut zu Gedächtnisstörungen, Intelligenzschwäche, Verhaltensstörungen, Depressionen und Stimmungsschwankungen, bis hin zu vorzeitiger Vergeßlichkeit, die dazu führt, daß man nicht mehr für sich selbst sorgen kann.

Innerhalb der letzten Jahre wurden etwa 5000 bis 6000 Nahrungsergänzungsstoffe registriert.

Der Rauch von Schornsteinen, Passivrauchen, Aktivrauchen, Autoabgase – all das schwächt unser Immunsystem und erhöht die Anfälligkeit für Krebs und Herz-Kreislauf-Störungen. Es ist bis heute noch nicht restlos geklärt, ob Aluminium, das wir aus dem Wasser zu uns nehmen, das von Kochtöpfen, Folien und Gebrauchsgegenständen abgegeben wird und in unseren Körper gelangt, nicht doch auch Ursache der Alzheimer-Krankheit sein könnte.

Bereits heute endet jede vierte Schwangerschaft mit einer Fehlgeburt, und fast zehn Prozent aller Neugeborenen leiden an wahrscheinlich angeborenen Krankheiten. Dies ist sicher auch darin begründet, daß die Umweltbelastung immer mehr zunimmt.

Immer mehr Erkrankungen

Eine Reihe von Krankheiten tritt in den letzten Jahren deutlich häufiger auf als früher. Dazu gehören hoher Blutdruck, Hyperaktivität, Fettleibigkeit, Asthma, Akne, Ekzeme, Neurodermitis, Schizophrenie und Depressionen.
Außerdem sind viele vergleichsweise leichte Beschwerden in letzter Zeit immer häufiger geworden, z.B. Teilnahmslosigkeit, Müdigkeit, Erschöpfungszustände, Stimmungsschwankungen, Konzentrationsstörungen, Hauterkrankungen, Kopfschmerzen, Nackenschmerzen, Schwindel, Allergien und Nervenleiden. Das alles legt die Vermutung nahe, daß durch Gifteinwirkungen – sei es durch die Umwelt, sei es durch die Ernährung – eine Vielfalt von Leiden begünstigt oder ausgelöst wird.

Von den Schwermetallen sind besonders Blei, Aluminium, Kadmium, Quecksilber und Arsen gefährlich. Eine Sonderstellung nimmt Kupfer ein. Kupfer ist bis zu einem bestimmten Ausmaß für den Körper notwendig, jedoch ist die therapeutische Breite gering. Sobald eine bestimmte Kupfermenge im Blut überschritten wird, beginnt sich die giftige Wirkung bemerkbar zu machen.

Blei ist besonders gefährlich. Wir atmen es ein. Es war früher in den Auspuffgasen von Autos enthalten. Blei kommt auch im Wasser gelöst vor, und zwar durch bleihaltige Rohrleitungen. Das Blei, das bei den Auspuffgasen von Verbrennungsmotoren herauskommt, geht zuerst in die Luft, dann in das Wasser, schließlich in die Pflanzen, die wir essen. Die Bleikonzentration im Grönlandeis ist heutzutage 300mal höher als vor 100 Jahren.

Blei, Kadmium und Aluminium

Schwermetalle wie Blei und Kadmium sind besonders gefährlich. Über die Luft und das Wasser reichern sie sich in Pflanzen und im Fleisch von Tieren an.

Blei ist ein besonders starkes Nervengift. Es setzt sich im Gehirn ab und blockiert die Neurotransmitter. Das sind jene Überträgerstoffe, die Botschaften weiterleiten. Wenn diese Neurotransmitter gestört werden, kommt es zu Hyperaktivität, aggressivem Benehmen, Denkstörungen, Vergeßlichkeit und Verwirrtheit. Blei fördert den Gedächtnisverlust dadurch, daß sogenannte Engramme im Gehirn ausgelöscht werden. Das bedeutet, daß das Kurzzeit- und das Langzeitgedächtnis erheblich geschädigt werden können. Kinder mit einer hohen Bleikonzentration im Blut leiden meistens unter Konzentrationsschwäche, Gedächtnis- und Merkfähigkeitsstörungen und niedriger Intelligenz.

Wenn bei einer werdenden Mutter der Schwermetallspiegel im Blut recht hoch ist, leidet das Kind unter Entwicklungsrückstand, vermindertem durchschnittlichen Kopfumfang und an einem hohen Geburtsfehlerrisiko.

Aber auch Kadmium hat Giftwirkungen, die nicht unterschätzt werden dürfen. Besonders hoch ist die Blutkonzentration von Kadmium bei Rauchern.

Aluminium wird heutzutage noch sehr viel verwendet. Nahrungsmittel werden darin eingepackt. Es wird in Aluminiumkochtöpfen gekocht. Und sogar die Zahnpasta und Mittel ge-

gen überhöhte Magensäure enthalten Aluminium in reichlichen Mengen. Selbst in Babynahrung ist Aluminium in irgendeiner Form vorhanden.
Aluminium hat die Eigenschaft, daß es sich im Hirn festsetzen kann. Und von dort kann es kaum mehr entfernt werden. Es gibt gute Gründe für die Annahme, daß die Alzheimer-Krankheit zu einem Teil durch einen Aluminiumüberschuß hervorgerufen wird. Aber auch unabhängig davon bewirkt ein erhöhter Aluminiumspiegel im Blut eine Verminderung von Gedächtnis und Konzentration.

So schützen Sie sich vor Schwermetallvergiftungen

Achtung, Schwermetalle! Kaufen Sie kein Obst und Gemüse, das an stark befahrenen Straßen ausliegt!

◆ **Obst und Gemüse:** Um eine Schwermetallvergiftung zu vermeiden, sollte man aus Vorsicht keine Früchte kaufen, die neben einer verkehrsreichen Straße zum Verkauf angeboten werden. Alle Früchte und alle Gemüsesorten sollte man, bevor sie gekocht werden, zehn Minuten in angesäuertem Wasser liegenlassen. Denn wenn im Waschwasser zwei Eßlöffel Essig sind, können Schwermetalle wie Kadmium, Blei und Arsen schneller herausgelöst werden. Bei Salatköpfen sollte darauf geachtet werden, daß die äußeren Blätter entfernt werden. Dasselbe gilt für Kohl und Kraut.

◆ **Wasser:** Trinkwasser sollte nur dann getrunken werden, wenn man genau weiß, daß es unbedenklich ist. Denn in vielen Orten wird nitratreiches Grundwasser mit Chlor versehen und dann in die Leitungen gepumpt. Unbedenklich ist das Trinkwasser eigentlich nur in Berggegenden, wo durch biologische Filter das Wasser auf natürliche Weise rein ist.

◆ **Fisch:** Fische aus verschmutzten Küstenregionen sollten gemieden werden. Dagegen ist ein Dorsch oder Kabeljau, der im arktischen Meer gefangen wurde, unbedenklich.

◆ **Sport:** Fahrradfahren oder Laufen längs verkehrsreicher Straßen hat keine positiven Auswirkungen, denn der Bleigehalt der Luft ist hier immer noch viel zu hoch.

◆ **Rauchen:** Während man der Luftverschmutzung kaum entkommt, sollte man auf das Rauchen verzichten.

◆ **ALUFOLIE:** Fleisch und Kartoffeln sollten nicht in Aluminiumfolie gegrillt werden. Mittel gegen Magenschmerzen sollten nur dann eingenommen werden, wenn sie aluminiumfrei sind. Aluminiumtöpfe und -pfannen sollten durch Eisenpfannen ersetzt werden.

Nüsse, Körner und viele Fruchtsorten helfen dem Körper bei der Ausscheidung von Schwermetallen. Passen Sie Ihre Ernährung entsprechend an!

◆ **ERNÄHRUNG:** Es sollte darauf geachtet werden, daß die Nahrung reich an Kalzium, Zink und Vitamin C ist. Durch die Anwesenheit dieser Stoffe können Schwermetalle aus dem Körper entfernt oder unschädlich gemacht werden. Das bedeutet, daß man reichlich Nüsse, Körner, Gemüse, Früchte und Weizenkeime verzehren soll. Denn dort sind die Stoffe vorhanden, die Schwermetalle ausscheiden helfen. Auch ein hoher Pektingehalt von Früchten ist vorteilhaft. Pektin ist hauptsächlich in Äpfeln, Birnen, Mangos und Avocados enthalten. Bananen und Karotten weisen ebenfalls einen beträchtlichen Pektingehalt auf.

◆ **ALKOHOL:** Alkohol sollte, so gut es geht, vermieden werden. Denn Alkohol fördert die Aufnahme von Blei.

◆ **VITAMINE:** Es sollte mindestens ein Gramm Vitamin C pro Tag eingenommen werden. 0,2 Gramm Kalzium und 20 Milligramm Zinkorotat ergeben eine gute Schutzwirkung. Multivitaminpräparate sollten gemieden werden, wenn der Kupfergehalt im Vergleich zum Zinkgehalt zu hoch ist.

◆ **SPURENELEMENTE:** Selen sollte ebenfalls bei der täglichen Nahrungsaufnahme dabei sein. Auch Magnesium sollte zur Vorbeugung gegeben werden, denn es hat die Eigenschaft, die Aufnahme von Aluminium im Körper zu verhindern.

SCHWERMETALLVERGIFTUNG

FALLBERICHTE

Frau Rita N. aus einer süddeutschen Großstadt lebte seit ihrer Kindheit an einer Hauptverkehrsstraße. Vor ihrem Haus führte eine stark befahrene Straße ins Zentrum vorbei.

Da vor ihrem Haus eine Ampel angebracht war, bildete sich öfters ein kilometerlanger Stau. So atmete Rita von Kindheit an die giftigen Autoabgase ein.
Sie litt an unerträglichen Kopfschmerzen. Manchmal bestand auch ein zervikales Syndrom. D. h., die Schultern und die Nackenmuskulatur waren verspannt und verhärtet. In den Fingerspitzen hatte sie manchmal wenig Gefühl. Auch in den Beinen und Zehen ließ das Gefühl immer mehr nach.
Vom Hausarzt erhielt sie Mittel gegen eine Polyneuropathie mit Vitamin B12 und Ticlofenac.
Doch diese Mittel konnten ihr nicht mehr weiterhelfen. Denn sie selbst glaubte nicht, daß es eine Nervenentzündung oder eine sogenannte Polyneuropathie sei. Sie merkte nämlich, daß ihr Gang immer tapsiger wurde. Auch die Handbewegungen wurden immer ungeschickter. Sie konnte z. B. keinen Knopf mehr zumachen, denn ihre Finger wurden immer steifer.

Schwermetallvergiftungen führen zu Bewegungs- und Gleichgewichtsstörungen.

AM MORGEN BESONDERS SCHLIMM

Besonders morgens nach dem Aufwachen war der ganze Körper steif wie ein Brett. Sie brauchte mindestens eine halbe Stunde, bis sie sich wieder normal bewegen konnte. Wenn sie morgens aufstand, blieb sie meistens zehn Minuten am Bettrand sitzen, und dann machte sie langsam die ersten Bewegungen. Denn sie hatte Angst, die ersten Schritte zu machen, da diese besonders unsicher waren.
Obwohl sie früher eine gute Sportlerin war, konnte sie kaum mehr das Gleichgewicht halten. Sie mußte sich an einer Wand festhalten, denn ihre Schritte waren unsicher und manchmal kaum mehr zu steuern. Wenn sie stehenbleiben wollte, hatte sie manchmal den Bewegungsdrang, noch zehn Schritte weiterzugehen, obwohl sie das gar nicht wollte.

Auch ihre Haltung wurde immer schlechter. Rita ging vorgebeugt, und es strengte sie sehr an, sich geradezuhalten. Weil ihre Finger immer ungelenker wurden, konnte sie sich nicht

mehr selbst frisieren. Auch die Arme konnte sie kaum mehr frei bewegen. Sie waren meistens im Ellbogengelenk angewinkelt und ließen sich nur noch mit Mühe strecken.
Auch der Gesichtsausdruck wurde immer starrer. Früher konnte sie bei jeder Gelegenheit lächeln oder ihre Gefühle durch die mimische Muskulatur ausdrücken. Das war jetzt alles nicht mehr möglich.
Sie fühlte sich schwach, müde und zu nichts mehr fähig. Früher konnte sie stundenlange Spaziergänge machen. Jetzt war sie froh, wenn sie vom Wohnzimmer in die Küche und von der Küche ins Bad kam.
Der Hausarzt wollte Rita in eine neurologische Klinik einweisen. Rita zog es jedoch vor, zu uns in Behandlung zu kommen. Wir untersuchten das Blut auf toxische Metalle. Da fanden wir heraus, daß der Spiegel an Kadmium, Blei und Quecksilber viel zu hoch war. Der Wert von Quecksilber war dreimal so hoch wie normal, der Wert von Blei viermal so hoch.

KATASTROPHALES BLUTBILD

Unter dem Einfluß einer Schwermetallvergiftung verändern die Blutkörperchen in krankhafter Weise ihre Form und Größe.

Das Blutbild selbst zeigte indirekt, daß die Schwermetallkonzentration zu hoch war. Es war nämlich bei den Blutkörperchen festzustellen, daß die Form unregelmäßig war – die Größen schwankten um 30 Prozent. Normal ist eine Schwankungsbreite bis zu zehn Prozent. Manche Blutkörperchen hatten einen verminderten Hb-Gehalt, andere wieder eine zu dünne Form. Es gab solche mit einem unregelmäßigen Rand, wieder andere wiesen Pigmentverschiebungen auf (Heinz-Innenkörperchen).
Im Oberkiefer hatte Rita bei den Zähnen braune Streifen rund um den Zahnhals. Dies ist ein sogenannter Schwermetallsaum, der bei erhöhten Blei- und Quecksilberwerten im Blut auftritt.
Bei der neurologischen Untersuchung zeigte sich, daß alle Symptome des Parkinsonismus vorhanden waren, z. B. Bewegungsarmut, Zittern und Bewegungsblockaden in den einzel-

nen Gelenken. Bei Rita kam noch dazu, daß ihr Gedächtnis schlecht war. Der Gedankengang war verlangsamt und die Stimmung gedrückt.
Die Blutuntersuchungen zeigten, daß eine Schwermetallvergiftung bei Ritas Erkrankung ebenfalls eine Rolle spielte.
So erhielt Rita zehn Tage hindurch Infusionen, um den Schwermetallgehalt in ihrem Körper zu verringern. Dabei wurden Stoffe verabreicht, die die Ausscheidung von Schwermetallen beschleunigten.
Gegen das Stimmungstief und gegen die Bewegungsarmut bekam Rita folgenden Sirup:

Extractum Ginseng	30 g
Extractum leucea carthamoides	20 g
Extractum rosmarini	20 g
Extractum lavendulae	30 g
Extractum colae fluidae	100 g
Sirupus simplex ad	350 g

Der nebenstehende Sirup hilft nicht nur gegen die schwermetallbedingten Bewegungsstörungen, sondern auch gegen die damit verbundenen Depressionen.

Von diesem Sirup nahm Rita täglich dreimal zwei Teelöffel ein. Zur Entgiftung trank sie folgenden Tee:

Radix urticae	30 g
Folium betulae	20 g
Calamus	30 g
Radix imperatoris	30 g
Radix noto Ginseng	20 g

Von diesem Tee trank Rita dreimal täglich eine Tasse. Zusätzlich bekam sie Mineralstofftabletten, die Magnesium, Molybdän, Selen, Mangan, Kupfer und Zink enthielten. Selbstverständlich wurde bei Rita auch die Ernährung umgestellt.

Vergiftungen, die sich auf den Bewegungsapparat auswirken, machen eine aktive Lebensweise völlig unmöglich und führen deshalb in vielen Fällen zu einer Gewichtszunahme. Die eingesetzte Diät muß deshalb auch das Gewicht reduzieren.

1. Frühstück

1 Tasse Matetee · 100 g Leinsamenbrot
100 g Magerquark, mit Sojabohnenkeimlingen verziert
100 g Kiwi · 1 mittelgroßer Apfel

Kalorien: ca. 300, Eiweiß: 20 g, Fett: 10 g, Kohlenhydrate: 60 g, Ballaststoffe: 12 g

2. Frühstück

1 Banane · 1 kleines Glas Orangensaft

Mittagessen

300 g Scholle · 250 g Stangensellerie
50 g Karotten · 60 g Erbsen · 200 g Tomaten
Zubereitung: *Scholle dünsten oder backen, das Gemüse als Salat anrichten.*

Kalorien: ca. 400, Eiweiß: 60 g, Fett: 12 g, Kohlenhydrate: 15 g, Ballaststoffe: 16 g

Abendessen

200 g Chinakohl · 150 g Hackfleisch · 1 Ei
100 g Zwiebeln · 1 Prise Meersalz
2 Eßlöffel Sonnenblumenkernsprossen
Zubereitung: *Hackfleisch anbraten, zuerst die Zwiebeln und dann Chinakohl, zuletzt die Sonnenblumenkerne zugeben und kurz erhitzen.*

Kalorien: ca. 450, Eiweiß: 30 g, Fett: 10 g, Kohlenhydrate: 10 g, Ballaststoffe: 8 g

Es wurde versucht, eine 1100- bis 1200-Kalorien-Diät einzuhalten, so daß Rita innerhalb von einer Woche ca. dreiviertel Kilogramm abnehmen konnte. Rita hatte nämlich durch die Unbeweglichkeit, die durch ihre Krankheit hervorgerufen wurde, 20 Kilogramm Übergewicht. Da Rita bei Behandlungseintritt 65 Jahre alt war, entschieden wir uns für eine langsame, aber sichere Gewichtsabnahme, mittels einer Diät, die ohne weiteres durchzuhalten ist. Auf Kuchen, Weißbrot, Schokolade und Süßigkeiten mußte Rita allerdings verzichten. Denn das war vielleicht auch ein Faktor, der am Ausbruch der Krankheit maßgeblich beteiligt war.

Drei Wochen nach Behandlungsbeginn hatte Rita einige Kilogramm Übergewicht abgenommen. Ihre Schritte wurden größer, die Beweglichkeit der Arme und Beine wurde besser. Auch die vornübergeneigte Körperhaltung war aufrechter geworden. Die starre Mimik hatte nachgelassen.

Zur Nachbehandlung wurde ein spezieller Sirup für Rita zusammengestellt:

Noto Ginseng	30 g
Extractum leucea carthamoides	20 g
Solutio ferri aromatici	100 g
Sirup simplex ad	250 g

Von diesem Sirup nahm Rita dreimal täglich einen Teelöffel ein.
Zur Verbesserung des Allgemeinbefindens erhielt sie täglich noch ein Milchmixgetränk.

Milchmixgetränke mit exotischen Früchten bringen, je nach Zusammensetzung, bei den unterschiedlichsten Krankheiten Linderung. Sabotilla und Sabo werden in der Hauptsache von Thailand und den USA exportiert.

Milchmixgetränk

3 Sabotillafrüchte · 1 Sabofrucht · 1/2 l Milch

Zubereitung: *Die drei Sabotillafrüchte und die Sabofrucht werden mit einem halben Liter Milch gemixt und durch zwei Eiswürfel gekühlt.*

Von dem Milchmixgetränk trank Rita täglich zweimal einen viertel Liter.

Zwei Monate nach Behandlungsbeginn konnte sie wieder aufrecht gehen, ihre Stimmung war ausgeglichen, und die neurologischen Ausfallserscheinungen waren auf ein Minimum reduziert. Bei einer Blutuntersuchung konnte festgestellt werden, daß die anfangs krankhaft erhöhten Werte fast im normalen Bereich lagen.
Bei Rita war der Bewegungsablauf wieder normalisiert, so daß sie wieder radfahren konnte. Sie konnte ohne Probleme das Gleichgewicht halten und fuhr zum täglichen Training ohne Anstrengung zehn Kilometer weit.

Heinrich H. hat eine gründliche Ausbildung hinter sich. Er studierte Philosophie an einer angesehenen Universität und schloß sein Studium hervorragend ab. Er hatte sich auf Mathematik und Logik spezialisiert und galt in seinen jungen Jahren bereits als Fachmann auf diesem Gebiet.
Was ihn plagte, waren Angstzustände, die Tag und Nacht anhielten. Er konnte in der Nacht nicht schlafen, außer wenn das Licht brannte. Denn er fühlte sich von Geistern, Kobolden und außerirdischen Wesen verfolgt und beeinflußt. Sobald es dunkel wurde, konnte er sich auch im Freien nicht mehr aufhalten. Denn dort witterte er Gefahren.

Vielfältige Ängste

Schwermetallvergiftungen können schlimme psychische Störungen nach sich ziehen.

Heinrich hatte außerdem vor Frauen Angst. Er glaubte nämlich, Frauen seien Wesen, die es auf seine Unabhängigkeit und auf sein Geld abgesehen hätten. Er sei gerade aus der Abhängigkeit vom Elternhaus zu einer eigenen, unabhängigen Wohnung gekommen. Und jetzt möchte er seine Freiheit nicht an irgendeine Frau verlieren. So, wie er berichtete, machte fast jede Kollegin auf ihn Jagd. Denn er war überdurchschnittlich begabt, stammte aus einem guten Elternhaus, war beruflich erfolgreich und hatte ein elegantes, gewandtes Auftreten. Und trotzdem war er innerlich voller Angst, voller Unsicherheit und Hemmungen.

In diesem Zustand kam Heinrich zu uns in Behandlung. Er kam nur halb freiwillig, er mußte von seinem Arbeitgeber, einem Universitätsprofessor für Mathematik, der sich für ihn verantwortlich fühlte, herbegleitet werden. Heinrich brauchte diesen Beistand, denn allein war er nicht imstande, einem fremden Arzt gegenüber von seinen zahlreichen Beschwerden, Angstzuständen und Wahnvorstellungen zu sprechen. Natürlich schämte er sich seiner Schwächen, um so mehr, als er im Leben, genauer im Studium, sehr erfolgreich war.

Auch hier wieder Schwermetalle

Bei einer genauen Untersuchung kamen wir darauf, daß sein Körper mit zahlreichen Giftstoffen belastet war. Im Mund hatte er insgesamt zwölf Amalgamfüllungen. Seine Backenzähne waren schon bläulich verfärbt, d. h., Quecksilber wurde bereits von den Zahnbestandteilen aufgenommen und hatte sich in den Kieferknochen abgelagert.

Außerdem lebte Heinrich in einer Wohnung, die mit Formaldehyd behandelte Möbel hatte. Hinzu kam noch, daß über sein Haus eine Starkstromleitung führte und 50 Meter entfernt davon eine große Transformatoranlage stand.
Es könnte also leicht der Fall sein, daß die Geister, die Heinrich sah, aus elektromagnetischen Feldern bestanden – heute verwendet man häufig den Begriff »Elektrosmog« –, die sein Gehirn auf irgendeine Weise bombardierten. Denn Heinrichs Hirn war komplizierter aufgebaut, als es dem Durchschnitt entsprach. Er konnte besser denken, besser sprechen, besser formulieren und klarere Schlußfolgerungen ziehen als andere. Es könnte also der Fall sein, daß sein Hirn besonders störungsanfällig war. Und elektromagnetische Felder stellen einen großen Störfaktor dar.
Außerdem hatte Heinrich sehr stark unter Kopfschmerzen zu leiden. Alle zwei Wochen kam ein Migräneanfall nach dem andern – mit Brechreiz, Lichtempfindlichkeit, Sehstörungen und Gleichgewichtsstörungen verbunden.

Immer mehr setzt sich heute die Ansicht durch, daß starke elektromagnetische Felder, wie sie in der Nähe von Hochspannungsleitungen auftreten, zu erheblichen gesundheitlichen Schäden führen können.

Dazu kam noch, daß Heinrich im rechten oberen Eckzahn eine Goldfüllung trug, in mehreren anderen Zähnen aber amalgamhaltige Plomben. Das hier enthaltene Quecksilber war nach und nach in Lösung gegangen und im Mundraum absorbiert worden.

UNGESUNDE ERNÄHRUNG

Auch bei diesem Krankheitsfall war eine ungesunde Ernährung über mehrere Jahre hinweg eine der Ursachen.

Außerdem hatte Heinrich in seinem Körper zuwenig Mineralstoffe und Spurenelemente, die ihn vor giftigen Substanzen schützen konnten. Er aß nämlich jeden Tag dreimal das Essen aus der Universitätskantine. Das war lieblos gekocht, bestand hauptsächlich aus kalorienhaltigen, aber mineralstoffarmen Produkten. Zudem war das Essen zu fett, zu eiweißreich und enthielt zuwenig pflanzliche Ballaststoffe, dafür um so mehr Salz, Schweinefett und Weißmehlprodukte. Bei den elektromagnetischen Störfeldern in Verbindung mit dem giftigen Metall im Mund war es kein Wunder, daß der Gesundheitszustand Heinrichs alles andere als zufriedenstellend war.

Bei weiteren Unterredungen kam auch zum Vorschein, daß seine Angst sich nicht nur auf die Dunkelheit, fremde Wesen und außerirdische Beeinflussung bezog, sondern daß er auch reale Angst vor dem Leben selbst hatte.

Er dachte sich, wenn er keine Frau haben könne, wenn er ständig in Angst leben müsse, sei er einsam. Dann sei er ein Eigenbrötler, ein Einsiedler und kein Mensch, der aktiv am Leben teilnehme.

So kam er zu dem Schluß, daß das Leben eigentlich sinnlos sei. Denn sein Leben sei anders als das der anderen Menschen, und deswegen zweifle er an dessen Wert. Da habe er sich schon öfters gedacht, ob es nicht am besten sei, sich auf schnelle Weise still und heimlich umzubringen und vor allem dafür zu sorgen, daß sein Körper niemals entdeckt werde. Denn seiner Umgebung solle der Anblick seines toten Körpers erspart bleiben.

Alkohol und Nikotin

Heinrich erzählte nun etwas über sein Leben. Er sei bei einer Studentenverbindung und habe sich vor kurzem auch noch das Rauchen angewöhnen können. Er rauche, weil viele seiner Kollegen ebenfalls rauchen. Dann habe er sich zur Gewohnheit gemacht, ab und zu ein Glas Bier zu trinken, weil das zum Altherrendasein in einer Studentenverbindung dazugehöre. Ab und zu etwas zu rauchen sei eine kleine Abwechslung und gehöre zur Geselligkeit dazu. Ebenso ein Glas Bier vor sich stehen zu haben und alle zwei, drei Minuten einen kleinen Schluck zu machen, das müsse er sich doch keinesfalls versagen, oder?

Genußmittelmißbrauch und eine gestörte Liebesfähigkeit: Ausdruck eines schlimmen Mineralstoffmangels im Körper.

Aber das, was vor kurzem seine Sekretärin mit ihm machen wollte, das sei so tierisch und unheimlich grausig, das werde er sich nie angewöhnen können. Er berichtete nämlich, daß es seine Sekretärin auf seine Männlichkeit abgesehen und mit allen Mitteln, die einer Frau zur Verfügung stünden, versucht habe, ihn zu verführen.

Es sei ihr aber nicht ganz gelungen. Er habe ein Grausen vor der körperlichen Begegnung zweier Menschen. Das sei wie das, was Hunde auf der Straße machen würden, und somit keine Liebe. Und übrigens gehöre seine Liebe den Gedanken, nicht seine Gedanken der Liebe.

Zehn Tage erhielt Heinrich Infusionen mit Mineralstoffen und Spurenelementen, um seine Vitamin- und Mineralstoffdepots aufzufüllen.

Daß Heinrich unter Mineralstoffmangel litt, sah man auch an seinen Fingernägeln. Sie wiesen parallele Längsrillen und zahlreiche weiße Flecken auf. Außerdem war seine Haut an vielen Stellen rauh, schuppig und ausgetrocknet. Und seine Lippen zeigten an den Ecken einige parallele Einrisse. Seine Handflächen waren blaß, seine Zunge war etwas zu hellrot, sie hatte nicht den idealen Farbton.

Seine Augenlider waren auf der Innenseite ebenfalls etwas zu blaß. Das kam von einem Hämoglobinmangel. Denn Heinrich hatte auch gelegentlich Hämorrhoidalblutungen, die so stark waren, daß im Lauf der Zeit seine Eisendepots angegriffen waren.

Zur Entgiftung erhielt Heinrich folgenden Tee:

NOTO GINSENG	30 G
FOL BETULAE	20 G
SUMMITATES JUNIPERI	30 G
RADIX IMPERATORIS	40 G
EQUISETI	30 G

Von diesem Tee trank Heinrich dreimal täglich zwei Tassen. Wir stellten auch die Diät um, und Heinrich wurde folgendes Tagesmenü empfohlen:

Matetee, Ginseng, Kefir und exotische Früchte helfen, schwerwiegende Mineralstoffmängel zu beseitigen.

Frühstück

Roter Ginsengtee (Instantpulver) · 250 g Kefir
3 Leinsamenbrote mit Quarkaufstrich · Müsli mit Haferflocken, Hirseflocken, Erdbeeren, aufgeschnittenen Äpfeln und Bananen · 2 Eßlöffel Waldhonig · $^1/_2$ l Milch

Am Vormittag bekam Heinrich einen Apfel-Melonen-Salat. Dazu wird eine Honigmelone halbiert, die Kerne werden entfernt, das Fruchtfleisch sowie ein Apfel aufgeschnitten, eine Kiwi wird geschält, fein geschnitten und vermischt. Mit zwei Eßlöffeln Honig wird der Fruchtsalat gesüßt und mit zwei Teelöffeln Zitronensaft geschmacklich verbessert.

Mittagessen

150 g mageres Rindfleisch · 100 g Erbsen
100 g aufgeschnittene Karotten · 4 Bratkartoffeln

Zubereitung: *Das Gemüse möglichst fein schneiden und dafür nur ganz kurz erhitzen. So bleiben Vitamine und Mineralstoffe erhalten.*

Mit einer Knoblauch-Bohnenkraut-Rosmarin-Mischung würzen und noch einen Teelöffel Balsamessig zugeben.

Am Nachmittag bekam Heinrich eine Tasse Matetee und eine aufgeschnittene reife Mangofrucht.

Abendessen
1 Forelle Müllerin · 200 g gedünsteter Naturreis, gewürzt mit Curry, Paprika, Gartenkresse

Spätmahlzeit
1 Becher voll Kefir · 1 Papayafrucht · 3 Keiäpfel

Der Keiapfel hat den botanischen Namen »Dovyalis caffra«.

Durch diese Kostform hatte Heinrich alle Spurenelemente, Mineralstoffe und Vitamine aufgenommen, die sein Körper brauchte. Zusätzlich trank er jedoch einen bestimmten Sirup, der besonders gegen Angst und Unruhezustände wirksam ist:

Extractum ferri compositum	50 g
Extractum Ginseng	30 g
Extractum rosmarini	30 g
Extractum passiflorae	30 g
Sirupus simplex ad	200 g

Auch gegen Angstzustände ist ein Kraut gewachsen. Mit diesem Sirup wurden sie erfolgreich behandelt.

Von diesem Sirup trank Heinrich zweimal täglich einen kleinen Schluck, besonders dann, wenn die Angst größer wurde. Nach drei Wochen hatte Heinrich fast keine Angstzustände mehr. Er war mit seinem Leben zufrieden. Er fürchtete sich nicht mehr vor der Dunkelheit.
Seine Angst vor Frauen möchte er zu einem späteren Zeitpunkt behandeln lassen. Denn bestimmte Ängste, so sagt er, seien Teil seiner Persönlichkeit. Er könne nicht alles an seiner Person behandeln lassen, sonst sei er nicht mehr er selbst, sondern ein anderer, ein Fremder.

Ein Jahr später kam der Professor, bei dem Heinrich arbeitete, vorbei und erzählte, er sei mit dem wiedergenesenen Heinrich vollauf zufrieden. Er habe seine Ängste verloren, sei kontaktfreudig und umgänglich. Nach wie vor sei er sein bester Mitarbeiter und wahrscheinlich auch sein Nachfolger.

GELENKBESCHWERDEN, PRIMÄR CHRONISCHE ARTHRITIS

FALLBERICHT

Geschwollene Gelenke können ein erstes Anzeichen für chronische Arthritis sein. Auch hier können Schwermetalle die Ursache sein.

Gertraud I. aus einer kleinen Landgemeinde hatte in der Kindheit öfters Halsentzündungen und eine eitrige Angina. Bei jeder Gelegenheit hatte Gertraud Schluckbeschwerden und geschwollene Mandeln. Der Rachenring war meistens stark gerötet, und in den Kieferwinkeln waren die Lymphknoten stark vergrößert.
Im Alter von 30 Jahren bemerkte Gertraud, daß die Kniegelenke einige Wochen geschwollen waren. Einige Monate später waren die Sprunggelenke geschwollen und die Fersen dick und verhärtet. Drei Monate später waren die Schultergelenke geschwollen. Das Armeheben war kaum mehr möglich.

MIT DREISSIG AM STOCK

Obwohl Gertraud erst 30 Jahre alt war, brauchte sie zum Gehen einen Stock. Auf ihre Hüftgelenke konnte sie sich nämlich nicht mehr verlassen, denn bei jeder Gelegenheit knickte sie ein.
In ihren Zähnen trug Gertraud eine Reihe quecksilberhaltige Plomben, nachdem ein Zahn nach dem andern von Karies befallen war. Im Mund hatte sie meistens einen metallischen Geschmack. Das führten wir darauf zurück, daß in einem Hüftgelenk eine Stahlprothese implantiert worden war. Und zwei Metalle mit verschieden hohem elektromagnetischen Potential beeinflussen sich gegenseitig negativ, so daß

das unedlere Metall in Lösung geht oder oxydiert wird. So hatte Gertraud immer Spuren von metallischem Quecksilber im Mund. Das machte sich durch einen sonderbaren Geschmack bemerkbar.

Gertraud kam wegen Gelenkbeschwerden und wegen ihrer schlechten Stimmung zu uns in Behandlung. Wir führten eine Untersuchung auf toxische Metalle durch. Dabei konnten wir feststellen, daß Quecksilber, Blei, Kadmium und Arsen in einem toxischen Bereich lagen.

Blei aus der Wasserleitung

Arsen lag deshalb im toxischen Bereich, weil Gertraud als Kind eine arsenhaltige Tinktur zur Behandlung von Schuppenflechte erhalten hatte. Der Bleiwert lag deswegen hoch, weil Gertraud in einem alten Haus wohnte, wo die Wasserleitungsrohre aus einer Bleilegierung bestanden.
Aufgrund der erhöhten Schwermetallwerte im Blut führten wir zehn Tage lang eine Infusionstherapie durch, durch die die erhöhten Werte auf das normale Maß gesenkt werden sollten.

Achtung, Blei! In einigen Gegenden sind Wohnhäuser noch mit Wasserleitungen aus Blei bestückt. So gelangt das gefährliche Metall in unser Trinkwasser und ins Essen.

Zur Ausschwemmung der Giftstoffe erhielt Gertraud folgenden Tee:

Brennesselwurzel	40 g
Birkenblätter	30 g
Weidenrinde	40 g
Summitates juniperi	30 g

Von diesem Tee trank Gertraud regelmäßig eineinhalb bis zwei Liter pro Tag. Gertraud hatte auch den Eindruck, daß ihre Gelenkbeschwerden durch diesen Tee gebessert wurden. Denn der Tee hat eine wassertreibende, entzündungs-

Kortisonhaltige Medikamente, wie sie manchmal bei Polyarthritis verordnet werden, vermehren oft das Übergewicht, das durch die krankheitsbedingte Unbeweglichkeit entsteht.

hemmende und nierenanregende Wirkung. Durch diesen Tee kann es schneller zu einer Entgiftung des Körpers kommen.
Um die Schwermetalle im Blut zu beseitigen, wurde auch eine Chelattherapie durchgeführt. Die Chelattherapie funktioniert so, daß Schwermetalle durch ein bestimmtes Salz (Äthylendiamintetraessigsäure) ausgeschieden werden.

Gertraud hatte 25 Kilogramm Übergewicht aufzuweisen, das sich im Laufe von zehn Jahren angesammelt hatte. Die Ursache des Übergewichts lag hauptsächlich in der bewegungsarmen Lebensweise, denn eine Polyarthritis führt infolge der Gelenkbeschwerden immer zu einer Einschränkung der Beweglichkeit.

1. Frühstück
250 g Buttermilch · 1 Knäckebrot
100 g schwarze Johannisbeeren

Kalorien: ca. 100, Eiweiß: 14 g, Fett: 2 g, Kohlenhydrate: 30 g, Ballaststoffe: 10 g

2. Frühstück
1 Knäckebrot · 2 Sapotefrüchte
100 g Magerjoghurt mit lebenden bulgarischen Kulturen
Zubereitung: *Die Früchte werden mit dem Mixer im Magerjoghurt verteilt.*

Kalorien: 120, Eiweiß: 6 g, Fett: 1 g, Kohlenhydrate: 30 g, Ballaststoffe: 4 g

Mittagessen
200 g Kabeljaufilet · Sauce:
Lorbeerblätter · Wacholderbeeren · 1 Eßlöffel Olivenöl
dazu 3 Bratkartoffeln · 1 gehackte Zwiebel · 50 g Karotten
1 Tomate · 50 g Stangensellerie · 50 g Erbsen

Kalorien: 500, Eiweiß: 50 g, Fett: 10 g, Kohlenhydrate: 80 g, Ballaststoffe: 13 g

Abendessen

Tomaten, mit Bambussprossen gefüllt:
3 große Tomaten · 1 feingehackte Zwiebel
1 Eßlöffel Olivenöl · 3 Knoblauchzehen · 1 Eßlöffel
Zitronensaft · 1 Messerspitze Rosmarinpulver
1 Prise Bohnenkraut · 1 Eßlöffel Parmesan
1 Prise Meersalz · 100 g Bambussprossen
dazu 2 Bratkartoffeln

Zubereitung: *Die feingehackte Zwiebel und die zerdrückten Knoblauchzehen im Olivenöl leicht anbraten. Etwas Zitronensaft, die Gewürze, den Parmesan und die Bambussprossen hinzugeben und erhitzen. Dann die Tomaten aushöhlen und füllen. Die gefüllten Tomaten kann man im Backrohr oder in einem großen Topf mit ein wenig Flüssigkeit und dem übrigen Fruchtfleisch bei festgeschlossenem Deckel erhitzen.*

Dieses Gericht hat ungefähr 350 Kalorien.

Gertraud versuchte, mit 1100 bis 1200 Kalorien auszukommen. Sie verzichtete auf Süßigkeiten, Kuchen, Schokolade – alles Genußmittel, die sie vorher gern gegessen hatte.

Entgiftung und Gewichtsabbau – bei einer solchen Diät muß auf Zucker und Weißmehl verzichtet werden. Kuchen, Süßigkeiten und Schokolade sind also tabu!

Drei Wochen nach Beginn dieser speziellen Diät – wobei auf Weißmehl und Industriezucker verzichtet wurde – nahm Gertraud ca. vier bis fünf Kilogramm ab.
Die Entzündungen in den Gelenken bildeten sich langsam zurück. In dem Ausmaß, in dem dies geschah, kam auch die Beweglichkeit wieder. Zum ersten Mal seit längerer Zeit konnte sich Gertraud wieder selbst frisieren. Sie konnte wieder radfahren und aktiv am Leben teilnehmen.
Die entzündungshemmende und entgiftende Therapie führt Gertraud mit Begeisterung durch, denn sie weiß, daß ihr dadurch ein Leben im Rollstuhl sowie ein jahrelanges Siechtum erspart geblieben sind.

SCHWERMETALLVERGIFTUNG UND SCHIZOPHRENIE

FALLBERICHT

Ein Fall von religiösem Wahn – hervorgerufen durch einen Mangel an wichtigen Spurenelementen.

Ludwig L. kam zu uns in Behandlung, weil er in der siebten Klasse des Gymnasiums Schwierigkeiten hatte. Er konnte sich an nichts mehr erinnern, konnte dem Unterricht nicht mehr folgen. Besonders in Latein, wo er früher sehr gut war, ließen die Leistungen stark nach. Auch in Mathematik konnte er nichts mehr verstehen, denn irgend etwas hatte sich in seinem Leben verändert.
Er spürte, daß diese Veränderungen immer stärker wurden. Wenn er sich im Spiegelbild betrachtete, glaubte er, er sei eine fremde Person, vor der er Angst haben müsse. Wenn die Eltern zu ihm sprachen, hörte er kaum hin. Und er gab auch keine Antwort, denn er war mit seinen eigenen Problemen so beschäftigt, daß er für die Welt nicht mehr offen war. Die Lehrer konnten sagen, was sie wollten – sie machten auf ihn keinen Eindruck. Denn er lasse sich von niemandem dreinreden, sagte er einmal. Er müsse allein mit seinem Leben fertig werden, jedoch das konnte er nicht mehr. Denn er war schon in einer eigenartigen Psychose gefangen, aus der es keinen Ausweg mehr gab.
Ein Nervenarzt, der zu Rate gezogen wurde, diagnostizierte eine paranoid-halluzinatorische Schizophrenie. Das war eine vernichtende Diagnose – bei dieser schweren Krankheit gibt es kaum Aussicht auf Besserung. Weil sie dies nicht wahrhaben wollten, nahmen Ludwigs Eltern mit uns Kontakt auf, und Ludwig kam zu uns in Behandlung.

Wir stellten fest, daß bei der Mineralstoffanalyse sehr viele Ausfälle vorhanden waren. Besonders Zink und Magnesium lagen in einem tiefen Bereich.
Es könnte sein, daß der Körper infolge dieser Mangelernährung geschwächt war, so daß die Psychose ausbrechen

konnte. Auch ließen sich in der Familiengeschichte Depressionen und schizophrene Psychosen nachweisen. Nur ungern berichtete der Vater, daß ein Großonkel an der gleichen Krankhcit gelitten habe.

GIFTSTOFFE UND PSYCHOSEN

Fehlernährung mit Weißbrot, Pommes und Cola bringt das Immunsystem aus dem Takt.

Ludwig hatte sich jahrelang nur von Weißbrot, Marmelade, Kuchen, Pommes frites und Coca-Cola ernährt. Außerdem hatte er im Alter von 16 Jahren zu rauchen begonnen und bei jeder Gelegenheit still und heimlich Bier getrunken.

In der ersten Woche erhielt Ludwig Infusionen, um Giftstoffe schnell ausscheiden zu können und um die fehlenden Mineralstoffe, die sein Körper unbedingt brauchte, zu ergänzen.

Außerdem wurde eine Multivitamintherapie durchgeführt. Denn es sind in der medizinischen Literatur Fälle beschrieben worden, in denen schizophrenieähnliche Psychosen durch eine Vitamintherapie vollständig ausgeheilt worden sind.

Bei einer genauen Befragung berichtete Ludwig, daß er, wie er sagte, Gottes Stimme höre, daß er dazu berufen sei, die Welt zu verbessern, daß er die sündhafte Welt bekehren wolle und daß er für die sündhaften Menschen sein Leben opfern werde, damit wenigstens andere gerettet würden.

Da solche Gedanken besonders gefährlich und lebensbedrohlich sind, wurde den Eltern aufgetragen, Tag und Nacht auf ihn aufzupassen. Denn die Selbstmordgefahr war extrem hoch.

RELIGIÖSER WAHN

Drei- bis viermal mußten während der Kur höhere Neuroleptikadosen gegeben werden. Denn Ludwig hatte öfters in der Nacht versucht davonzulaufen und im Wald übernachtet. Er glaubte nämlich, es sei für ihn sinnlos, in einem Haus zu übernachten. Denn eine Wohnung oder ein Dach über dem Kopf zu haben, sei er nicht wert. Jesus, der Gottessohn, habe schließlich auch im Freien übernachtet.

Eines Tages wurde er wieder nackt im Wald aufgegriffen. Er bewegte die Augen nicht, er hatte einen seltenen Lidschlag, und die Arme waren bereits erstarrt. Auch in den Beinen trat ein Krampf auf, denn er war mindestens vier Stunden in derselben Körperhaltung geblieben. Auf die Frage, warum er sich nackt ausgezogen habe, sagte er, die Kleider seien bei der Himmelfahrt überflüssig.

Neuroleptika helfen bei Psychosen unmittelbar, aber nur kurzfristig. Die Ursachen der Erkrankung werden durch eine Diät bekämpft.

Erst in der zweiten Woche der Behandlung zeigte sich langsam eine Besserung; diese bemerkte man daran, daß Ludwig wieder ansprechbar war. Die Halluzinationen wurden weniger, die Stimmung war wieder ausgeglichen. Auf Fragen erhielt man eine sinnvolle Antwort.

Für Ludwig wurde nun eine spezielle Diät ausgesucht, die einerseits die Auswirkungen der Mangelernährung, die er jahrelang zu sich nahm, ausgleichen sollte; andererseits sollte durch die neue Kostform ein Rückfall in die Schizophrenie verhindert werden.

1. Frühstück

$^1/_4$ l Buttermilch · 1 Apfel · 1 Grapefruit
3 Leinsamenbrote · Hüttenkäse, dem 3 Knoblauchzehen beigegeben worden sind

2. Frühstück

150 g Tomatensaft · 1 Banane

Mittagessen

Bohnensuppe mit 50 g Bohnen · 50 g Karotten
50 g Zwiebeln · gewürzt mit Lorbeer, Rosmarin, Basilikum und Bohnenkraut
Hauptspeise: 200 g Kalbsschnitzel · 3 Bratkartoffeln
Brokkoli · Karotten · Erbsen – jeweils 70 g

Zubereitung: *Feingeschnittene Zucchini und Karotten nur kurz mit den gekochten Bohnen erhitzen.*
Den Blumenkohl kochen, abkühlen lassen und mit den angegebenen Zutaten vermischen.

Abendessen

Reisgericht mit roten Bohnen:
150 g Naturreis · 100 g Zucchini · 200 g Karotten
100 g gekochte rote Bohnen · Estragon · Lorbeer · Rosmarin
Nachspeise:
150 g Blumenkohl · 1 Tasse Sojabohnensprossen
2 Eßlöffel kaltgepreßtes Olivenöl · 100 g saure Sahne
3 gepreßte Knoblauchzehen · 1 Eßlöffel Zitronensaft
1 Prise Meersalz · Brunnenkresse, fein aufgeschnitten

Über den Tag verteilt erhielt Ludwig ein Milchmixgetränk.

Milchmixgetränk

3 Sapotefrüchte · 100 g Rubus chamaemorus (Multebeere)
1 l Milch · 3 Eßlöffel Waldhonig
Zubereitung: *Die Beeren und Früchte werden eine Minute mit einem Liter Milch vermischt und mit drei Eßlöffeln Waldhonig gesüßt.*

Dieses Getränk ist sowohl sättigend als auch durstlöschend und gerade für die Krankheit vorteilhaft, an der Ludwig litt, weil diese Früchte die Mineralstoffe enthalten, die er besonders brauchte.

Vier Wochen nach Beginn hatte sich das Zustandsbild so weit stabilisiert, daß keine Gefahr eines Rückfalls drohte. Ludwig konnte auch mit der Schule weitermachen, da an ihm keine psychischen Veränderungen und Auffälligkeiten mehr festgestellt wurden.
Der Nervenarzt war der Meinung, daß sich die Schizophrenie spontan zurückgebildet habe. Jedoch Ludwig wußte es besser. Es war die sinnvolle Therapie mit pflanzlichen Wirkstoffen, zweitens die begleitende Psychotherapie und drittens das Auffüllen seiner Vitamin- und Mineralstoffdepots.
Ludwig hielt sich an die vorgegebenen therapeutischen Richtlinien. Und er konnte mühelos das Abitur mit guten Noten bestehen.

Auch wenn man der Ansicht sein kann, daß sich diese Schizophrenie von alleine zurückgebildet hat – Ludwig schreibt seine Genesung der Therapie mit pflanzlichen Wirkstoffen zu.

Unsere Ernährung – giftig oder heilend?

Umgang mit der klassischen Medizin

In Deutschland werden pro Jahr etwa 5,7 Milliarden Mark für Medikamente ausgegeben. Dabei drängt sich die Frage auf, ob wirklich so viele Arzneimittel gebraucht werden. Die Antwort heißt sicher nein. Denn es lassen sich viele Pharmaka durch Naturheilmittel und durch eine gesunde Diät ersetzen.

Wer Kopfschmerzen bekommt, weil er die ganze Nacht auf war, 40 Zigaretten geraucht hat und dazu noch sehr viele Sorgen hat, wird sicher auf Dauer keine Hilfe durch Schmerzmittel finden können. Denn in erster Linie müssen die Probleme gelöst werden. Zweitens muß gesund gelebt werden. Und drittens sollten Genußgifte bei einem vernünftig denkenden Menschen keinen Platz haben.

Alle Arzneimittel haben irgendwelche Nebenwirkungen. Oft kann eine langfristige Einnahme vermieden werden, wenn man eine gesunde Ernährung beachtet.

Wenn jemand mit Kopfschmerzen ständig Aspirin und Phenazetin einnimmt, wird er mit der Zeit – meistens innerhalb von 15 bis 20 Jahren – Magengeschwüre und ein Nierenleiden bekommen. Denn durch beide Medikamente wird die Aufnahme von Vitamin C in den Körper gebremst, und der Spiegel an Folsäure, die der Körper notwendig braucht, wird dezimiert. Vor der regelmäßigen Anwendung von Schmerzmitteln muß also gewarnt werden.
Der häufige Gebrauch von Antibiotika über einen längeren Zeitraum ist sinnlos, denn der Körper gewöhnt sich daran, und die Magen-Darm-Flora wird gestört.
Entzündungshemmende Mittel sind für den Magen-Darm-Kanal äußerst gefährlich. Das gilt für die steroidhaltigen wie

auch für steroidfreie Medikamente. Auch Magenmittel, die Aluminium enthalten, müssen unbedingt gemieden werden. Der Gebrauch von Mitteln gegen Depressionen, von Beruhigungsmitteln und Schlafmitteln sollte, so gut es geht, eingeschränkt werden.

Synthetische Schlaftabletten können leicht abhängig machen. Oft hilft statt dessen schon ein Glas Milch, Baldrian oder eine Entspannungsübung.

NATÜRLICH VERHÜTEN

Anstatt der Antibabypille zur Geburtenkontrolle sollten natürliche Maßnahmen angewendet werden, z. B. die Thermometermethode zur Feststellung der Eireifung. Dadurch können die fruchtbaren Tage mit einiger Sicherheit bestimmt werden. Wenn jedoch die Pille genommen wird, sollte darauf geachtet werden, daß regelmäßig Folsäure zugeführt wird, damit hinsichtlich dieses Vitamins kein Defizit auftritt.

Wenn regelmäßig Schmerzmittel benötigt werden, sollte die tägliche Vitamin-C-Zufuhr auf ein Gramm erhöht werden.

Wenn Antibiotika unbedingt notwendig sind, sollten sie nur für zwei Wochen gegeben werden. Anschließend sollte zwei Wochen lang eine Kur mit milchsäurehaltigen Getränken durchgeführt werden. Wenn Schlaftabletten eingenommen werden oder Antidepressiva notwendig sind, sollte gleichzeitig ein Multivitaminpräparat gegeben werden, das alle B-Vitamine enthält, inklusive B12. Schlaftabletten können gemieden werden, wenn vor dem Einschlafen ein Hopfen-Baldrian-Saft genommen wird oder – in leichteren Fällen hilft das gut – ein Glas Milch mit einem Eßlöffel Bienenhonig.

WAS NAHRUNGSMITTEL GEFÄHRLICH MACHT

NITRATE UND NITRITE

Eine Gefahr, die nicht zu unterschätzen ist, droht von Nitraten und Nitriten. Diese beiden Chemikalien können im Körper Nitrosamine bilden, die sehr giftig und krebserregend sind. In vielen Dörfern und Städten Deutschlands bewegt sich der Nitratspiegel an der obersten Grenze des Zulässigen. Diese stickstoffhaltigen Salze kommen durch die Überdüngung der landwirtschaftlichen Flächen in das Grundwasser. Gemüse und Obst nehmen die Nitrite und Nitrate auf. Zusätzlich werden Nitrate dem Schinken beigegeben und Würsten zugesetzt, damit die Fleischwaren eine schöne rote Farbe aufweisen. Von den Nitraten, die sich im Körper befinden, stammen 17 Prozent vom Gemüse, etwa 20 Prozent vom Trinkwasser und zehn Prozent von Fleisch- und Wurstwaren.

Was die Wurst so appetitlich rot färbt, ist oft Nitrat – ein Stoff, der sich leicht zu Nitrosaminen umbildet, die im Verdacht stehen, Krebs zu erregen.

Daß sich aus Nitraten und Nitriten Nitrosamine bilden, kann durch eine reichliche Zufuhr von Vitamin C verhindert werden. Am besten ist es, Vitamin-C-Tabletten untertags zu lutschen oder vor den Mahlzeiten eine größere Menge davon einzunehmen. Gleichzeitig sollte Tokopherol (Vitamin E) genommen werden, weil auch dieses Vitamin vor den Auswirkungen von Nitrosaminen schützt.
Wenn im Körper zuwenig Magensäure gebildet wird, ist die Gefahr der Bildung von Nitrosaminen besonders hoch.

Pestizide

Innerhalb der letzten 20 Jahre sind in Europa etwa 300 Menschen, hauptsächlich Kinder, durch Pestizide ums Leben gekommen. Denn was für Raupen, Schnecken und Schmetterlinge tödlich ist, wird mit der Zeit auch für den Menschen gefährlich.
90 Prozent aller frischen Früchte sind durch Pestizide kontaminiert. Das bedeutet, daß auch in Fleisch und Milch Pestizidrückstände enthalten sind. Und diese Rückstände sind genauso gefährlich wie die Pestizide selbst.
Manche Pestizidrückstände lassen sich selbst durch Waschen nicht mehr entfernen, weil diese Insektengifte auch im Innern der Früchte vorkommen. Man sollte sich also durchaus überlegen, ob man sein Gemüse nicht aus biologischem Anbau bezieht – auch wenn dies etwas teurer ist.

Auch sollten, wenn Obst gegessen wird, zusätzliche Mengen Vitamin A, Vitamin C und Vitamin E sowie die Mineralstoffe Zink, Selen und Eisen genommen werden. Denn auf diese Weise können die Insektenvernichtungsmittel wenigstens zum Teil entgiftet werden.

Nahrungsergänzungsstoffe

Ergänzungsstoffe werden der Nahrung zugesetzt, um die Lebensmittel länger frisch zu halten, damit sie nicht ranzig werden, damit das Fett stabil bleibt oder damit die Farbe erhalten oder verstärkt wird.
Nur ganz wenige Nahrungsergänzungsmittel sind unschädlich. Da ist z. B. E 101, das ist nämlich Vitamin B2, oder E 160, das ist Karotin und somit die Vorstufe von Vitamin A. Des weiteren ist E 300 harmlos, es handelt sich hierbei um Ascorbinsäure. Empfehlenswert sind E 306 sowie E 309, das ist reines Vitamin E (Tokopherol). Außerdem ist das emulsionsfördernde Mittel E 322 ungefährlich, man kann es auch Lezithin nennen. Der Stabilisator E 375 ist ebenfalls harmlos, das ist Niazin. Auch E 440 schadet nicht, es handelt sich hier um Pektin, den Stoff, der in frischen Äpfeln vorhanden ist.

Schutz vor freien Radikalen

Um sich vor freien Radikalen zu schützen, ist es besonders wichtig, gebratene und gebackene Nahrungsmittel zu meiden. Dazu gehören panierte Speisen oder auch Pommes frites. Wenn etwas gegrillt werden soll, ist am besten Olivenöl oder Butter zu verwenden, aber niemals Margarine.

Freie Radikale erzeugen Krebs! Um diese Substanzen zu meiden, heißt es: Finger weg von allem, was zu scharf gebraten oder gebacken ist!

Um freie Radikale, die die Haut zerstören und Krebs hervorrufen können, nicht einwirken zu lassen, empfiehlt es sich, sich nicht zu sehr starkem Sonnenlicht auszusetzen.
Um freie Radikale zu meiden, sollte man keine geräucherten oder gepökelten Fleischwaren zu sich nehmen. Ebenso meide man ranzige Nüsse oder Käse mit Schimmelpilz, mit Ausnahme von Gorgonzola, der einen Schimmelpilz der un-

schädlichen Sorte aufweist. Zum Schutz vor freien Radikalen sollte man besonders auf eine Ernährung achten, die reich an den Vitaminen A, C und E ist. Selen und Zink sollten zur täglichen Nahrungsergänzung dazugehören.

Sport gegen freie Radikale

Sport wirkt nicht nur durch die erhöhte Sauerstoffzufuhr gegen freie Radikale. Auf Dauer stärkt er auch unser Immunsystem und damit die Fähigkeit unseres Körpers, sich selbst zu entgiften.

Dreimal pro Woche sollte mindestens eine Stunde lang körperlich trainiert werden, so z. B. laufen, Fahrrad fahren, wandern oder Treppen steigen. Empfehlenswert sind auch regelmäßige Atemübungen, damit die Lungen mit frischem Sauerstoff versorgt werden. Durch Atemübungen kann die Durchblutung des Körpers gefördert werden, und die Schutzwirkung gegen freie Radikale wird dadurch verstärkt.

Viele der Entgiftungssysteme unseres Körpers sind so überlastet, daß es nicht selten zu einem Zusammenbruch des Systems kommt. Viele Toxine sammeln sich im Verdauungstrakt an, und früher oder später kommt es dann zu einem Übergewicht der schädlichen Bakterienflora. So können sich dann Pilze, die normalerweise vom Immunsystem zurückgedrängt werden, hemmungslos vermehren. Zu diesen Pilzen, die den Körper überwuchern können, gehört besonders Candida albicans. Dadurch kommt es zu einer weiteren Vergiftung des Körpers, dessen Immunsystem dann seine schützende Funktion kaum mehr aufrechterhalten kann.

Es sollte daher in regelmäßigen Abständen eine Kur mit Joghurt durchgeführt werden, so daß die Milchsäurebakterien überwiegen und gefährliche Pilze am Wachstum gehindert werden.

Wenn der Körper genug Mineralstoffe, Mineralsalze und Vitamine erhält, können viele Giftstoffe auf den Körper nicht mehr einwirken, weil er geschützt ist. Besonders wichtig ist die tägliche Zufuhr von lebensnotwendigen Kalziumsalzen und Zinkionen. In Verbindung mit Magnesium und Selen ist damit die Abwehrkraft des Körpers optimal.

Es wird vermutet, daß Vitamin C aufgrund seines chemischen Aufbaus eine stark entgiftende Wirkung hat. Durch Vitamin C können wahrscheinlich einige Insektenvertilgungsmittel, einige schädliche Nahrungsergänzungsmittel und vor allem freie Radikale oxidiert werden, so daß sie keinen Schaden anrichten können. Aber auch die Entgiftungsvorgänge, die in der Leber vor sich gehen, können durch die Anwesenheit von Vitamin C gefördert werden. Vitamine und Spurenelemente helfen also, daß wir in einer giftüberladenen Umwelt gerade noch existieren können.

Schönheit durch gesunde Ernährung

Eine ungesunde Lebensweise macht nicht nur krank, sondern auch häßlich. Vielen Menschen stehen Alkohol und Nikotin buchstäblich ins Gesicht geschrieben.

Für viele gilt, daß die Haut das Spiegelbild der Ernährung ist. Wem dieser Satz nicht auf den ersten Blick sinnvoll vorkommt, muß sich nur einen Menschen anschauen, der 30 Jahre hindurch täglich drei Schachteln Zigaretten geraucht und dazu ein bis zwei Liter Wein getrunken hat.
In jedem Ort gibt es mindestens zehn, 20 solcher Individuen, denen der Alkohol und die Zigaretten ins Gesicht geschrieben stehen. Dabei ist auch noch die Stimme so tief wie bei einem Brummbären, die Augen sind klein und geschwollen und die Wangen dick aufgeblasen.

Anhand dieses extremen Beispiels soll gezeigt werden, wie die Haut wirklich beschaffen sein soll. Die Haut kann nicht schön sein, wenn die Ernährung nicht gut ist. Gut soll aber nicht reichlich heißen, sondern gut bezieht sich auf die Zusammensetzung: auf den richtigen, der Situation angepaßten Gehalt von Vitaminen, Mineralstoffen und Kalorien.

Eine gute Ernährung kann auch den Alterungsprozeß bremsen. Gute Ernährung erhält die Haut frisch und jugendlich. Und diese Schönheit kommt von innen – durch ganz bestimmte Nahrungsstoffe bleibt die Haut funktionsfähig und frei von Giftstoffen.

Denn sie hat zahlreiche Aufgaben und muß deshalb jugendlich frisch erhalten werden. In erster Linie stellt die Haut eine Barriere gegen Bakterien und Virusarten dar.
Die Haut ist aber auch ein Ausscheidungsorgan. Über den Schweiß können zahlreiche giftige und unerwünschte Stoffe entfernt werden. Säuren, die der Körper nicht mehr braucht, und giftige Metalle können über den Schweiß aus dem Organismus entfernt werden.
Die Oberfläche der Haut besteht aus toten Zellen. Es sind Zellen, die langsam vorgeschoben worden sind, bis sie dann absterben und durch neue ersetzt werden. Innerhalb eines Monats ist die Hautoberfläche wieder neu gebildet. Die Hautzellen werden nach einem Schema hergestellt, das durch ein DNA-Molekül in der Form und im Aufbau festgelegt wird.

Was die Haut braucht

Für den Aufbau neuer Hautzellen braucht man unbedingt Zink, Molybdän und Mangan in der Diät. Wenn z.B. ein Stück der Haut verletzt wird, benötigt man besonders viele Nährstoffe und Aufbaumittel, wodurch die Haut Defekte wieder beseitigen kann. Ganz besonders wichtig sind dafür Zink, Selen, Ascorbinsäure, Vitamin E und der ganze Vitamin-B-Komplex. Dabei sind vor allem Vitamin B3 und Vitamin B6 notwendig. Gerade wenn die Haut schuppig und rauh ist, braucht sie besonders viel Mineralstoffe, Zink, Eisen und Vitamine des B-Komplexes.

Achtung vor praller Sonne! Tiefbraune Haut ist nicht etwa attraktiv, sondern stellt ein großes Hautkrebsrisiko dar.

Die Haut darf niemals ohne Schutz der Sonne ausgesetzt werden, weil die Sonnenstrahlen die elastischen Fasern unterhalb der Hautoberfläche starr werden lassen. Man kann sich das folgendermaßen vorstellen: Man läßt den Tubenverschluß einer Zahnpasta offen in der Sonne stehen – dann ist sie innerhalb kurzer Zeit ausgetrocknet. Sonnenbestrahlung macht die Haut trocken, dürr, dünn und alt. In der Dermatologie gibt es den Begriff »Landmannshaut«. Das ist eine Haut, die von tiefen Furchen durchzogen ist.

Glücklicherweise kann sich die Haut etwas dagegen wehren, wenn genug Antioxidantien vorhanden sind. Dazu gehören Ascorbinsäure, Vitamin A oder die Vorstufe davon, nämlich Beta-Karotin. Auch Tokopherol ist ein wirksames Antioxidans, das die Hautoberfläche vor dem Alterungsprozeß schützen kann. Zum Schutz der Haut sollte Vitamin C in der Dosis von zwei bis drei Gramm täglich gegeben werden. Besonders dann, wenn man sich der Sonnenbestrahlung aussetzt, ist es wichtig, daß der Körper mit einer großen Menge Vitamin C ausreichend geschützt ist. Die Umweltverschmutzung, Rauch, Alkohol, Bakterien, Viren und freie Radikale sind für eine vorzeitige Hautalterung verantwortlich.

Täglich eine Karotte

Zum Schutz der Haut ist besonders wichtig, daß Beta-Karotin zugeführt wird. Dazu reicht es aus, wenn täglich eine Karotte gegessen wird. Diese Vorstufe von Vitamin A ist auch wichtig zur Regulierung des Fettgehaltes in der Haut. Wenn das Fett überwiegt, ist der Schutz der Haut nicht besonders gut, es können sich Bakterien an einzelnen Fetttröpfchen festsetzen. Es kommt dann zu Mitessern, die herauseitern und tiefe Narben zurücklassen können. Damit aber Vitamin A in die Haut transportiert werden kann, ist Zink als Katalysator unbedingt notwendig.

Neben Zink, Molybdän und Mangan braucht unsere Haut vor allem Beta-Karotin, die Vorstufe zu Vitamin A. Eine Karotte täglich stellt die Zufuhr bereits sicher.

Beta-Karotin hat gegenüber Vitamin A den Vorteil, daß es hier keine Überdosierung gibt. Gerade bei Kindern darf die Dosis von Vitamin A nicht überschritten werden. Bei Vitamin A ist die therapeutische Breite eher gering, d.h., bei Überdosierungen treten leicht toxische Erscheinungen auf, wie Gewichtsverlust, Appetitlosigkeit und schließlich Benommenheit. Nach drei bis vier Wochen sollte bei der Einnahme von Vitamin A eine Pause eingelegt werden, um das Risiko einer Überdosierung zu umgehen. Die Vorstufe von Vitamin A, Beta-Karotin, ist besonders in Karotten und in anderen roten und gelben Früchten enthalten, z.B. in Paprikas, in Papayas, Avocados, Wassermelonen, Aprikosen und roten Beten.

ESSENTIELLE FETTSÄUREN GEGEN ENTZÜNDUNGEN

Essentielle Fettsäuren in Fischen, Nüssen, Keimen und Wurzeln sind ebenfalls wichtig für unsere Haut.

Es gibt aber auch bestimmte Fettstoffe, die für die Haut gut und vorteilhaft sind. Diese essentiellen Fettsäuren sind besonders in Fischen, Nüssen, Samen, Keimen, Sprossen und Wurzeln enthalten. Aus diesen essentiellen Fettsäuren können im Körper Prostaglandine aufgebaut werden, die für unseren Organismus eine besonders große Rolle spielen.
Prostaglandine können z. B. bestimmte Fette aufbauen, die die Poren der Haut verschließen oder öffnen können. Prostaglandine sind auch für alle Vorgänge, die mit Entzündungen verbunden sind, wichtig. Wenn ein Mangel an bestimmten Prostaglandinen vorhanden ist, entstehen Ekzeme, Dermatosen, Neurodermitis, Schuppenflechte und Allergien mit entzündlichen roten Flecken. Prostaglandine sind ebenfalls dafür verantwortlich, daß Entzündungen auf ein bestimmtes Ausmaß beschränkt bleiben. Dazu ist auch Zink als Katalysator notwendig. Z. B. verstärken Streß, Alkohol, Rauchen, gesättigte Fette und freie Radikale die Entzündungsbereitschaft des Körpers.
Besonders wichtige Fette für den Körper sind Tikanol und Linolensäure. Letztere ist besonders im Nachtkerzenöl oder auch im Borretschöl enthalten. Zudem kommt Gamma-Linolensäure auch in den Kernen der schwarzen Johannisbeere vor. Deshalb sind die drei genannten Pflanzen für den Körper von großer Bedeutung.

BESSER VOLLWERTKOST ALS KUCHEN

Eines ist auch wichtig: Es muß nicht nur auf ausreichend Vitamine, Spurenelemente und essentielle Fettsäuren geachtet werden, sondern auch die übrige Lebensweise muß sinnvoll sein. Die Kohlenhydrate, die der Körper braucht, sollten vorwiegend aus Vollwertkost bestehen, z. B. Linsen, Bohnen, Naturreis, Obst und Gemüse. Die Eiweißstoffe sollten hauptsächlich aus Meeresfrüchten, Fisch, Geflügel, Eiern und Milch stammen. Die Fettstoffe sollten vorwiegend pflanzlicher Herkunft sein, z. B. von Nüssen, Sonnenblumenkernen oder Oliven. Im Interesse der Schönheit sollten alle Weißmehlprodukte, Torten, Biskuite und Schokoladen weggelassen werden, welche der Reinheit und Gesundheit der Haut Schaden zufügen könnten. Denn besonders unerwünschte Bakterien wie Streptokokken oder Staphylokokken können sich leicht vermehren, wenn die Widerstandsfähigkeit der Haut durch Fettstoffe oder Zuckerabbauprodukte beeinträchtigt ist. Zuviel Schweinefettverzehr kann die Poren der Haut verschließen und zum Teil für einen rascheren Alterungsprozeß der Haut verantwortlich sein.

Das sollten Sie Ihrer Haut zuliebe meiden: tierische Fette, Süßigkciten und Nikotin.

Zigaretten sind für die Lunge schlecht, und für die Haut ist Rauchen besonders schädlich. Der Zigarettenrauch zieht nach oben über die Nase zu den Wangen und zu den Augen und trocknet die Gesichtshaut aus. Deshalb sind auch die Augen von Rauchern häufig entzündet.

Für die Gesundheit der Haut ist es wichtig, tierische Fette zu meiden und gebackene, geräucherte und gepökelte Fleischspeisen zu reduzieren. Zucker und gesüßte Produkte sollten ebenfalls vermieden werden. Dafür sollten reichlich Früchte, Gemüse und pflanzliche Produkte verzehrt werden. Früchtetees und ein gutes Mineralwasser, von dem mindestens ein halber Liter am Tag getrunken werden sollte, sind für die Haut vorteilhaft. Starker Kaffee, Zigaretten und Alkohol sind der Haut nicht zuträglich.

FALLBERICHT

Elisabeth E. besuchte eine Schauspielschule und war als junge Schauspielerin bereits sehr gefragt. Sie spielte schon bei mehreren Fernsehserien mit und hatte dabei ganz große, unerwartete Erfolge gehabt. Auch Elisabeths Mutter und Vater waren Schauspieler. Deswegen hatte sie ein großes Talent für diese Kunstrichtung.

Das einzige, was Elisabeth große Sorgen bereitete, war der Zustand ihrer Haut. In gewissen Abständen kamen Pickel und Pusteln zum Vorschein, die nur langsam verheilten und tiefe Krater und Narben hinterließen.

Pickel – zum Verzweifeln

Ein krasser Fall: schlimmes Hautleiden durch Mangel an Mineralstoffen und Spurenelementen.

Stundenlang war Elisabeth damit beschäftigt, ihre Haut, wie sie sagte, zu reinigen, sauberzuhalten und zu pflegen. Sie hatte sich mehrere Instrumente gekauft, um Mitesser auszudrücken. Es waren fast 20 Werkzeuge: Pinzetten, kleine Messerchen und Löffelchen. Und einige Scheren hatte sie, um überflüssige Haut wegzuschneiden und Narbengewebe zu korrigieren. Am Ende war sie jedoch immer unzufrieden mit dem Blutbad, das sie angerichtet hatte, denn durch ihre Manipulationen schuf sie nur noch tiefere Narben. Und die aus der Haut herausgeholten Eitererreger verteilten sich in der Umgebung, neue Eiterpunkte kamen zum Vorschein.

Narben auf der Seele

Ausschlaggebend dafür, daß Elisabeth zur Behandlung kam, war ein Vorfall, der sich drei Wochen zuvor ereignet hatte. Elisabeth spielte mit ihrem Schäferhund. Dabei hatte sie ihn zum Spaß leicht gewürgt, er schnappte zu und brachte ihr eine tiefe Kratzwunde längs der Nasolabialfalte bei. Der Hausarzt sagte, die Wunde brauche nicht genäht zu werden, weil sie nur ganz oberflächlich sei. Aber der Kratzer ging tief in Elisabeths Seele. Und sie glaubte, deswegen sei sie häßlich entstellt und werde nie mehr in ihrem Leben eine gute Rolle bekommen.

Ganz verzweifelt kam Elisabeth zu uns in Behandlung und erzählte stundenlang von ihrer schlechten Haut, von ihrem Kratzer im Gesicht und von ihren verminderten beruflichen Chancen.

Sie hatte starke monatliche Blutungen, deswegen war der Eisengehalt im Blut vermindert. Auch die Spiegel von Vitamin B12, von Zink, Mangan, Molybdän und Eisen lagen im unteren Grenzwertbereich. Quecksilber, Palladium, Arsen und Kadmium waren stark erhöht. Der Palladiumgehalt war deswegen erhöht, weil Elisabeth durch einen Unfall in der Kindheit zwei Schneidezähne verloren hatte. Deshalb war eine Brücke aus einer Palladiumlegierung aufgebaut worden. Auch der Quecksilbergehalt im Serum von Elisabeth war etwas erhöht. Denn durch die Kombination von verschiedenen Schwermetallen im Mund ging Quecksilber in Lösung.

Nicht nur Amalgam im Mund kann Probleme machen. Auch andere Metalle wie Palladium sind nicht ohne Risiko.

Die Narbe über der rechten Wange zeigte eine leichte Wucherung. Deshalb entschlossen wir uns, die Narbenränder mit einer zweiprozentigen Novoxanthinlösung zu unterspritzen. Nach zehn Tagen war die Narbe praktisch verschwunden, und nur bei direkter künstlicher Beleuchtung war noch ein kleiner, schmaler Streifen sichtbar, der jedoch nicht weiter auffällig war.
Für die Akne erhielt Elisabeth folgende Salbenzusammenstellung:

Wisamtcreme	20 g
Plazentaextrakt	3 g
Leucea-carthamoides-Extrakt	1 g
Extractum rose syntheticum aetheroleum	3 mg
Ultrasicc	auf 50 g

Durch diese Salbe wurden erstens die Hautunreinheiten abgedeckt. Zweitens enthält diese Salbe einen Bestandteil, der die Hauterneuerung fördert.
Mit dieser Salbe machte Elisabeth gute Erfahrungen, denn innerhalb von zwei bis drei Tagen war die Haut wieder einigermaßen glatt und schön.
Zusätzlich erhielt Elisabeth reichlich Vitamin E und eine Gesichtsseife mit Rosmarin, Lavendel und Molkeextrakten.
Auch die Ernährung wurde bei Elisabeth umgestellt. Früher verzehrte sie gerne Schweinebraten mit fetter Sauce. Sie aß

gerne Pommes frites, Kartoffelchips, Schokolade, Mannerschnitten und Likörpralinen. Das neue Tagesmenü wurde von jetzt an strikt eingehalten.

Eine gesunde Ernährung hält Sie körperlich und geistig fit – und tut darüber hinaus noch einiges für Ihre gute Laune!

1. Frühstück

Pfefferminz- und Matetee, zu gleichen Teilen gemischt
250 g Magerjoghurt mit Erdbeeren, Äpfeln, Bananen,
Haferflocken und Leinsamenschrot gemischt

Kalorien: 300, Eiweiß: 10 g, Fett: 3 g, Kohlenhydrate: 50 g, Ballaststoffe: 10 g

2. Frühstück

Buttermilch · schwarze Johannisbeeren
Papayafruchtfleisch

Diese wohlschmeckende Mischung ist besonders für die Durchblutung der Haut wichtig.

Zusätzlich bekam Elisabeth täglich eine Kapsel Zinkorotat zu 50 Milligramm. Zur Förderung des Stuhlgangs nahm sie ein Kleiepräparat.

Mittagessen

250 g Forelle · 3 Bratkartoffeln · 50 g Karotten
50 g grüne Erbsen
5 feingeschnittene Tomaten, mit Olivenöl und
Balsamessig angemacht

Zubereitung: *Karotten fein schneiden oder raspeln und mit den Erbsen ganz kurz erwärmen.*

Um vier Uhr nachmittags trank Elisabeth ein Milchmixgetränk mit Curubasaft.

5 Curubafrüchte · 3 Sternäpfel · $^1/_2$ l Milch
1 Eßlöffel Honig

Zubereitung: *Fünf geschälte Früchte werden von ihren weißen, länglichen Fasern befreit. Dazu kommen drei Sternäpfel, die in einem Mixer mit einem halben Liter Milch vermischt werden. Dieses äußerst saure Milchmixgetränk sollte mit einem Eßlöffel Honig gesüßt werden.*

Abendessen

100 g Fenchel · 50 g Karotten · 50 g Zwiebeln
100 g Champignons · 20 g Tomatenmark
1 kleine Dose Thunfisch

Zubereitung: *Die Zwiebel wird gehackt, der Fenchel gewaschen und in kleine Stücke geschnitten. Alles zusammen mit den Champignons kurz anbraten, mit dem Tomatenmark verrühren. Das Gemüse mit dem Thunfisch anrichten.*

Dieser nahrhafte Eintopf enthält viel Beta-Karotin. Auf natürliche Weise werden dem Körper dadurch zusätzlich Spurenelemente zugeführt. So bestehen alle Voraussetzungen, daß die Haut jung und frisch aussieht.

OPTIMALE ERNÄHRUNG

Gesunde Ernährung hält nicht nur körperlich fit; sie sorgt auch für geistige Frische und Leistungsfähigkeit. Das wird immer noch zuwenig beachtet.

Es stellt sich die Frage, was durch die gesunde Ernährung erreicht werden soll. Geht es um die volle körperliche oder geistige Leistungsfähigkeit oder um beides? Oder soll durch die Ernährung irgendeine bestehende Krankheit behandelt werden? Oder soll bestimmten Krankheiten, die in der Familie vorgekommen sind, vorgebeugt werden?

Das Wissen um gesunde Ernährung ist noch nicht in das Volksbewußtsein übergegangen. So halten sich viele junge Männer für sportlich, wenn sie drei bis vier Stunden am Tag Fußball im Fernsehen ansehen. Fünf bis sechs Bier am Tag zu trinken ist für viele junge Leute ein normales Verhalten, das für unschädlich gehalten wird. Gelegentlich kommt zu einem Bier noch ein kleiner Schnaps, um den Geschmack abzurunden. Und gegen aufkommende Langweile werden am

Tag 20 bis 30 Zigaretten geraucht. Während das eigene Auto oder Motorrad das teuerste Öl bekommt, damit der Motor keinen Schaden nimmt, ißt man selbst Pommes frites, die in altem, minderwertigem Fett fritiert worden sind.

Sucht kann viele Gesichter haben. »Harmlose« Vergnügen wie Zigaretten, Süßigkeiten und Alkohol können abhängig machen – ja sogar Arbeit.

Es hat sich die Mentalität entwickelt, daß alles, was nicht unmittelbar schadet und schädliche Auswirkungen zeigt, als gut anzusehen ist. Was gesunde Ernährung ist, wird von vielen nicht verstanden. Es könnte aber auch sein, daß das Verständnis gar nicht aufkommen kann, weil jeder Gedanke, daß die eigene Lebensweise ungesund sein könnte, schmerzhaft ist und sofort unterdrückt und verdrängt wird.

ZIGARETTEN – BESSER ALS DROGEN?

Da schrieb vor kurzem der Chefredakteur einer angesehenen Zeitung, wie unvernünftig die Jugend sei und wieviel Süchtige zu behandeln seien, aber keinen Therapieplatz erhielten. Er selbst hatte jedoch einen Konsum von 60 Zigaretten am Tag, mindestens 45 Kilogramm Übergewicht und in der Vorgeschichte dreimal einen Herzinfarkt erlitten. Da er dachte, die verschriebenen Kardiaka (Beta-Blocker), die blutfettsenkenden und durchblutungsfördernden Mittel, die er einzunehmen gezwungen war, würden ausreichen, seine angeschlagene Gesundheit zu korrigieren, gab er sich damit zufrieden und achtete nicht mehr auf eine gesunde Ernährung. In Wirklichkeit könnte in diesem Fall nur eine Langzeiternährungsumstellung helfen, die krank machenden Faktoren zu beseitigen. Sechs Monate nachdem der Chefredakteur den Artikel über die Süchtigen geschrieben hatte, erlitt er seinen vierten Herzinfarkt – tödlich! Alle Warnsymptome seines mißhandelten Körpers hatte er nicht richtig gedeutet. Er glaubte, wenn er täglich zwölf Tabletten einnehme, könne er leben, wie er wolle, trinken, was er sich wünsche, und essen, was ihm schmecke. Viele Menschen glauben, was gut schmecke, sei gut für den Körper und das brauche der Körper eben. Aber wie können Mittel, die Blutfette senken helfen sollen, greifen, wenn zuviel Fett gegessen wird?

Falsche Ernährung

Fallbericht

Frau Dorothea A. beklagte sich immer, daß ihr Blutdruck so hoch sei, daß kein Arzt ihn senken könne, daß ihr ständig schwindlig sei, daß sie immer mehr zunehme.

Bei der Analyse der Ernährungsgewohnheiten kam heraus, daß Dorothea das Frühstück um sechs Uhr einnahm, vier Brötchen mit Butter und Marmelade verzehrte, vormittags Tee trank und dazu eine Portion Torte aß. Mittags habe sie Vorspeise, Hauptspeise und Nachspeise, zwischendurch viele Süßigkeiten und Schleckereien zu sich genommen. Und nach dem Abendessen, das drei Gänge beinhalte, esse sie noch, um schlafen zu können, drei Tafeln Schokolade.

Wer täglich Schokolade, Torte und andere Leckereien in großen Mengen zu sich nimmt, sollte seinen hohen Blutdruck nicht auf die Vererbung schieben.

Daß der hohe Blutdruck vom Essen kam, hatte sie gar nicht geahnt. Denn sie glaubte, der hohe Blutdruck sei von ihrer Großmutter auf die Mutter und auf sie selbst vererbt worden. Sie habe eben das entsprechende Gen, das den Blutdruck in die Höhe treibe. Und dafür sei sie nicht zuständig, sondern das sei eine Sache der Vererbung, gegen die man nicht ankämpfen könne.

Gleichzeitig erhielt Dorothea gegen ihre hohen Blutfette zwei verschiedene Dragees, die sie dreimal am Tag einnehmen sollte. Davon habe sie Magenschmerzen bekommen. Und gegen ihr Magenleiden, das durch die Tabletteneinnahme entstanden sei, bekomme sie Säureblocker. Gegen ihren hohen Blutzucker erhalte sie täglich drei Tabletten, damit der Blutzucker im Normbereich bleibe.

Um Dorothea auf ihre schlechten Ernährungsgewohnheiten aufmerksam zu machen, wurde ihr als Beispiel genannt, was sie davon halte, wenn jemand im Sommer bei 30 °C seine Wohnung durch einen Kohlenofen aufheize, bis die Funken aus dem Schornstein schlagen. Da sagte sie sofort, wer so etwas mache, sei auf jeden Fall verrückt. Daß aber ihr eigener Körper durch Kalorien aufgeheizt wurde, bis der Blutdruck über 200, der Blutzucker über 300 stieg, daß sie 200 Gramm Fett am Tag zu sich genommen hatte und dadurch ihr Cholesterin auf 680 gestiegen war, all das hielt sie für normal.

Wer regelmäßig mehr Nahrungsmittelenergie zu sich nimmt, als er durch körperliche oder geistige Tätigkeiten verbraucht, wird zwangsläufig mit Übergewicht bestraft.

Diätprogramm gegen Blutfette

Erst nach zehn langen Gesprächen konnte sie überzeugt werden. Doch am Ende einer Unterredung sagte sie: Wer viel arbeite wie sie, müsse auch viel essen. Inzwischen bestand ihre ganze Arbeit darin, Staubsauger und Herd einzuschalten und fünfmal am Tag für sich selbst zu kochen. Der Kalorienverbrauch lag bei Dorothea bei etwa 1800, die eingenommenen Kalorien lagen dagegen bei 3500. So war es nur leicht verständlich, daß Dorothea Übergewicht hatte, hohen Blutzukker, hohen Blutdruck und hohe Blutfette. Vorsichtig konnte Dorothea auf ein Diätprogramm umgestellt werden.

1. Frühstück

1 Tasse grüner Tee · 1 Pumpernickelbrot
Magerquarkaufstrich

2. Frühstück

ca. 200 g geriebene Karotten

Mittagessen

200 g Forelle · 1 Bratkartoffel · 50 g Erbsen
100 g aufgeschnittene Tomaten
Nachtisch: 1 Schüssel mit Frühlingssalat
50 g in Scheiben geschnittene Radieschen
40 g fein aufgeschnitter Rettich · 50 g gewürfelter Kohlrabi
1 Teelöffel Olivenöl · 1 Eßlöffel Zitronensaft

Zubereitung: *Erbsen mit den Bratkartoffeln vermengen, Tomaten nach Geschmack mit Olivenöl und Balsamessig anrichten.*

Zum Abendessen erhielt Dorothea ein Gericht aus Hülsenfrüchten, die besonders geeignet sind, einen erhöhten Blutzuckergehalt zu senken.

Abendessen

150 g gekochte braune Linsen · 50 g grüne Erbsen
30 g Maiskörner · 2 feingeschnittene Zwiebeln
1 Eßlöffel Olivenöl · 1 Eßlöffel Zitronensaft
1 Prise Meersalz · 1 Handvoll Brunnenkresse, fein aufgeschnitten

Bei der chemischen Untersuchung des Blutes stellte sich heraus, daß der Chrom- und Zinkgehalt des Serums viel zu niedrig waren. Deshalb bekam Dorothea diese Mineralstoffe in ausreichender Dosierung täglich zugesetzt (täglich 40 Milligramm Zink und zwei Chrom-Hefe-Tabletten).
Ganz langsam konnte Dorothea von einem 1500-Kalorien-Menüplan auf 1200 Kalorien herabgesetzt werden. Dadurch konnte sich allmählich der Blutdruck normalisieren, der Blutzucker wurde stabil, und die hohen Blutfette waren nach drei Wochen fast im normalen Bereich. Das Blut zeigte schon rein äußerlich eine bessere Beschaffenheit. Bei der ersten Blutabnahme war das Blut so dickflüssig gewesen wie die braune Bratensauce, von der Dorothea jahrelang zuviel gegessen hatte.
Sie wird sicher noch ein Jahr brauchen, bis sie die Zusammenhänge zwischen Gesundheit, Ernährung und Wohlbefinden verstehen wird. Denn die Umstellung auf eine errechnete Kalorienzahl ist fast unmöglich, schließlich bedeutet Essen für viele Kommunikation, Belohnung, Beseitigung von Langeweile und Bedürfnisbefriedigung, die auf andere Weise nicht möglich ist.

Abnehmen ist keine leichte Sache, wenn das Essen als Ersatz für fehlende Kommunikation und Anerkennung fungieren muß.

Entgiftung

Zu den Faktoren, die die Zusammensetzung der Nahrung beeinflussen, gehören in erster Linie das Alter, das Geschlecht, das Ausmaß an körperlicher Bewegung und das Ausmaß an Umweltgiften, die es zu beseitigen gilt. D. h., je nachdem, in

Den Körper entgiften heißt: Raus mit Blei, Quecksilber, Cholesterin, Alkohol und überschüssigem Fett!

welcher Umgebung gelebt wird, müssen bestimmte Umweltgifte durch eine geschickt zusammengestellte Nahrung beseitigt werden, eine Entgiftungsdiät muß ausgearbeitet werden.
In letzter Zeit ist sehr viel von Entgiftung gesprochen worden. Viele verstehen nicht, worum es sich handelt. Jedoch hat sich der Begriff »Entgiftung« bei sehr vielen gesundheitsbewußten Menschen durchgesetzt. Vor 30 bis 40 Jahren wurde anstelle von Entgiftung von Blutreinigung gesprochen. Dieser Begriff der Blutreinigung wurde von den Ärzten nicht ernst genommen, denn objektiv gesehen ist Blut nichts Schmutziges. Der Begriff »Entgiftung« ist etwas, was der Sache näherkommt. Denn Entgiftung könnte bedeuten, einen hohen Cholesterinwert zu senken sowie Blei, Quecksilber und Schwermetalle auszuscheiden.
Unter Entgiftung kann auch verstanden werden, die volle Gesundheit wiederherzustellen und Schlackenstoffe auszuscheiden. Es bedeutet aber ebenso, sich von schädlichen Verhaltensweisen zu trennen, z. B. Alkohol, Nikotin und anregende Mittel wegzulassen, um auf natürliche Weise wieder gesund zu werden. Entgiftung ist auch ein brauchbarer Ausdruck, um auf unauffällige Weise eine Alkoholentziehungskur zu bezeichnen.
Bei einer Entgiftungskur kann sich der Magen erholen. Das überschüssige Cholesterin oder die überschüssigen Triglyzeride (Fettzellen) können ausgeschwemmt werden. Dadurch wird ein Wohlbefinden erreicht, das jahrelang nicht mehr vorhanden war.

Entgiftung beseitigt viele Beschwerden

Wir alle fühlen uns manchmal schwach, müde, teilnahmslos, erschöpft und ausgelaugt. Viele von uns haben Zellulitis, Hautprobleme, dunkle Ringe unter den Augen, Grindfüße, Muskelschmerzen, Verdauungsbeschwerden, Verstopfung, vereiterte Stirnhöhlen, Mittelohrentzündung, Allergien und Heuschnupfen. Das alles kann durch eine Entgiftungskur beseitigt werden.

Am besten wird so eine Entgiftungskur an einem Wochenende durchgeführt, zu einem Zeitpunkt, da man nicht gestört wird. Es muß dabei beachtet werden, daß man nicht in die Nähe von Schokolade, Pizza, Süßigkeiten und Weißmehlprodukten gerät. Man sollte sich daher durch körperliche Bewegung ablenken, damit die Entgiftung des Körpers ungestört verlaufen kann. Am besten ist, wenn man sich an diesem Wochenende etwas zu lesen besorgt, ausgiebig Sport treibt oder auch nur die längst fällige Post erledigt. Zur Ablenkung kann auch ein Videofilm gesehen werden. Das alles sollte durchgeführt werden, um vom Essen abzulenken.

Eine solche Entgiftungskur sollte unter ärztlicher Aufsicht durchgeführt werden, besonders wenn organische Erkrankungen vorliegen, wie z. B. Blutzuckerschwankungen, eine Zuckerkrankheit oder schwerer Pilzbefall. Wenn jemand unter Medikamenten steht, z. B. unter Mitteln gegen Epilepsie oder Mitteln gegen Depressionen, darf diese Entgiftungskur nur unter ärztlicher Aufsicht durchgeführt werden.

Viele Zuckerkranke haben eine solche Entgiftungskur wirklich nötig. Jedoch ist dabei wegen der Gefahr großer Blutzuckerschwankungen eine regelmäßige Kontrolle des Harn- oder Blutzuckers unbedingt erforderlich.

Besonders Frauen wissen, wie sie auf ihr äußeres Erscheinungsbild achten müssen. Sie nehmen sich jeden Tag Zeit für eine Wimperntusche, für ein ausgesuchtes Make-up und für eine gut sitzende Frisur. Deshalb ist es auch notwendig, daß wir das Innenleben unseres Körpers nicht vergessen. Wie sieht es mit den Lungen aus, wenn täglich 30 Zigaretten geraucht werden? Was macht die Leber, wenn täglich vier bis sechs Flaschen Bier konsumiert werden und der Alkohol, der vom Körper aufgenommen wird, bei über 100 Gramm am Tag liegt? Hat schließlich die Entgiftung von innen nicht eher Vorrang vor Make-up und Frisiercreme?

Frauen, die wirklich schön sein wollen, sollten sich nicht nur um ihr tägliches Make-up kümmern, sondern zusätzlich bedenken, daß Schönheit auch von innen kommt.

Frauen – besonders gefährdet

Übermäßiges Rauchen und Trinken schädigen Frauen noch mehr als Männer, da ihr Hormonhaushalt aus dem Gleichgewicht gerät.

Dr. Susanne K., eine Rechtsanwältin, lebt von minderwertiger Kost. Da sie sich nicht die Zeit nimmt, selbst zu kochen, ißt sie ihre Hamburger und ihre Pommes frites im Stehen, raucht dazu 30 Zigaretten am Tag und trinkt eine Flasche Wein täglich. Dadurch wird ihre Schönheit jeden Tag vergewaltigt. Jedoch wird von ihr der Versuch unternommen, durch Make-up und durch teure Pelzmäntel vom selbstverschuldeten körperlichen Verfall abzulenken.

Alkohol- und Nikotinmißbrauch hat bei Frauen nämlich besonders schädliche Auswirkungen. Das Hormongleichgewicht wird gestört. Frauen bekommen eine tiefe Stimme und einen Bartwuchs. Das Unterhautfettgewebe im Gesicht nimmt ab. Und es ist manchmal schwer zu sagen, ob eine alte Raucherin männlich, weiblich oder ein Zwitter ist.

Ausreden gelten nicht!

Da aber Ursache und Wirkung nicht erkannt werden, wird einfach so weitergemacht wie bisher. Auch wenn der Verstand klar einsieht, daß Rauchen und Trinken das Leben, die Schönheit und die Gesundheit zerstören, gibt es kaum einen Weg zurück. Denn die Sucht ist oft stärker als der stärkste Wille. Und je intelligenter jemand ist, desto geistreicher sind die Ausreden, um an der Sucht so wie bisher festhalten zu können.

Trotzdem sollte jeder von uns einmal versuchen, eine Entgiftungskur durchzuführen, um zu sehen, wieviel besser das Wohlbefinden danach wird. Auch die Stimmung wird besser. Negative Emotionen nehmen ab. Außerdem lassen sich Aggressionen und negative Gedanken auf diese Weise gut beeinflussen.

Bei der Entgiftung spielt die Leber eine große Rolle. Deshalb sollten bei der Entgiftungskur große Mengen von Mineralwasser eingenommen werden, um die Leber bei ihrer Ausscheidungsfunktion zu unterstützen. Auch der Dickdarm kann durch eine faserreiche Kost bei seiner Tätigkeit, Schlackenstoffe auszuscheiden, unterstützt werden. Ebenso muß die Haut sorgfältig ernährt werden, um die Entgiftungsfunktion, die die Haut selbst hat, aufrechtzuerhalten. Auch das Lymphsystem kann durch eine geeignete Ernährungsform voll leistungsfähig erhalten werden.

Die meisten Giftstoffe nehmen wir über die Nahrung auf – deshalb ist eine vernünftige Ernährung auch der beste Weg, sie wieder loszuwerden.

Woher stammen nun die Giftstoffe, die durch eine Entgiftungskur beseitigt werden sollen? In erster Linie ist die Nahrung dafür verantwortlich. Denn die Nahrung, die zwar notwendig für das Energiepotential des Körpers ist, enthält oft Rückstände von Herbiziden und Pestiziden (Unkrautvernichtungsmittel, Schädlingsbekämpfungsmittel). Auch zuviel Eiweiß, das im Körper abgelagert wird, ist zu entgiften; ebenfalls überflüssiges Fett, überflüssige Säure, überflüssige Salze, Alkohol, Gewürze, Nahrungsergänzungsmittel, Fuselöle vom Alkoholkonsum sowie Schwermetalle wie Kupfer, Blei, Arsen, Kadmium. Obwohl viele dieser Schwermetalle auch ohne Entgiftungskuren ausgeschieden werden können, ist es für den Körper besser, wenn spezielle Entgiftungsprogramme durchgeführt werden.

Als Tee zur Entgiftung eignen sich besonders gut:

Brennesselwurzel	30 g
Brennesselkraut	20 g
Kalmus	30 g
Meisterwurz	20 g
Ackerschachtelhalm	40 g
Birkenblätter	10 g

Von diesem Tee sollten täglich ein bis zwei Liter getrunken werden. Dieser Tee ist auch imstande, gefährliche radioaktive Isotope ausscheiden zu helfen.

Zusätzlich zur Entgiftungskur ist noch auf eine faserreiche Ernährung zu achten. Denn dadurch wird verhindert, daß

Entgiftung ist keine Erfindung unseres Jahrhunderts. Rituelle Fastenkuren sind viel älter und hatten neben dem religiösen auch immer einen körperlichen Aspekt.

Giftstoffe zu lange Zeit im Darm liegenbleiben und Fäulnisbakterien, die ebenfalls Giftstoffe produzieren, sich zu stark vermehren können.

Auch durch die Luftverschmutzung werden sehr viele Schadstoffe in den Körper aufgenommen. Man denke nur an Schwefel- und Bleiverbindungen, die durch Autoabgase in der Luft freigesetzt und von den Lungen eingeatmet werden. Obwohl die Lunge einen Filter darstellt, gelangen sehr viele giftige Gase in den Blutstrom und von dort in die Körpergewebe und die Knochen.

Da bei fettreicher Ernährung auch freie Radikale im Körper entstehen können, ist es wichtig, auf eine vitaminreiche Ernährung zu achten. Besonders Vitamin A und seine Vorstufe, Beta-Karotin, Vitamin C (Ascorbinsäure), Vitamin E und als Spurenelement Selen sind geeignet, freie Radikale zu binden, so daß ihre schädliche Auswirkung nicht zur Geltung kommt.

Stress vermeiden

Bei der Entgiftungskur muß auch darauf geachtet werden, daß diese Zeit streßfrei abläuft. Denn durch Streß wird das Verdauungssystem blockiert, so daß die Entgiftungsfunktion nicht eintreten kann. Streß überschwemmt den Körper mit Adrenalin und führt deshalb zu seiner vorzeitigen Erschöpfung. Streß behindert auch die schützende Tätigkeit des Immunsystems, so daß die Krankheiten infolge von Streßhormonen nicht richtig ausgeheilt werden können. Eine Entgiftungskur hilft, die negativen Auswirkungen von Streß dadurch zu beseitigen, daß das Verdauungssystem auf natürliche Weise angeregt wird, normal zu arbeiten.

Der Gedanke an Entgiftung ist so alt wie die Menschheit selbst. Denn immer schon versuchten die Menschen, durch bestimmte Fastenrituale Körper und Geist zu reinigen. Früher galten die Fastengebote hauptsächlich religiösen Ideen. Erst relativ spät ist der Gedanke in Verbindung mit Alkohol- und Tablettenmißbrauch aufgetreten, während in letzter Zeit die Entgiftung von Umweltschadstoffen immer mehr in den Vordergrund rückt. Und immer öfter werden von Sanatorien Fasten-, Entgiftungs- und Entschlackungskuren angeboten, die immer beliebter werden.

Zur Entgiftung an den Wochenenden eignet sich besonders eine Saftkur, die aus selbst zubereiteten, frischen Säften besteht. Denn in gekauften Fruchtsäften ist meistens ein gewisser Anteil an Konservierungsmitteln und Nahrungsergänzungsstoffen enthalten, die den Körper zusätzlich belasten.

Entgiftungskur

Im Rahmen einer Entgiftungskur sollte als Frühstück folgende Kräuterteemischung getrunken werden:

Pfefferminzblätter	50 g
Matetee	50 g

Zur Zubereitung nimmt man von dieser Mischung einen Eßlöffel auf einen halben Liter Wasser. Dieser Teeaufguß sollte bis kurz vor den Siedepunkt erhitzt werden, dann sollte man ihn zehn Minuten ziehen lassen und noch warm, mit Honig gesüßt, trinken.

Besonders geeignete Diät bei leichtem Übergewicht, das durch diese Einwochenkur um ein halbes Kilogramm reduziert werden kann. Zur Entgiftung ist diese Diät besonders dann geeignet, wenn Quecksilber und Schwermetalle im Blut über der Norm liegen.

1. Entschlackungstag

Vormittags

1 Banane · 250 ml Sojamilch

Mittagessen

1 Zwiebelsuppe mit Ei, mit 2 Eßlöffeln geriebenem Parmesan bestreut
1 Forelle Müllerin · 150 g Naturreis
100 g Luzernensprossen · 1 Eßlöffel Zitronensaft
2 Teelöffel kaltgepreßtes Olivenöl

Ein gutes Mineralwasser sollte bei keiner Mahlzeit fehlen; es kann auch zwischendurch getrunken werden, um den Durst zu löschen.

Um 16 Uhr
1 Tasse Matetee

Abendessen
300 ml Mineralwasser
50 g Buchweizengrütze · 100 ml Buttermilch
30 g Himbeeren · 1 Eßlöffel Waldhonig

Spätmahlzeit
250 g Molke mit 1 Eßlöffel Zitronensaft

2. ENTSCHLACKUNGSTAG

Frühstück
150 g Hirsebrei · 3 Eßlöffel Kokosflocken
½ l Buttermilch · 3 Tomaten, fein aufgeschnitten
und mit 1 Prise Meersalz gewürzt
1 Teelöffel Balsamessig
1 Eßlöffel Sonnenblumenkernöl

Bei stärkerem Übergewicht und zur besseren Entgiftung des Körpers kann diese Kur noch drei bis vier Wochen durchgehalten werden, so daß eine schonende Gewichtsabnahme möglich ist.

Vormittags
1 Banane · 350 ml Mineralwasser

Mittagessen
100 g Dorschfilet · 2 Pellkartoffeln mit Brunnenkresse
Sojasprossen · 100 g gebratene Aubergine

Um 16 Uhr
Mischung aus Pfefferminz-, Kamillen- und
Brennesseltee (Trinkmenge: ½ l)

Abendessen
½ l Mineralwasser
1 Teller mit Gerste · 150 g Gerstengrütze
3 Eßlöffel Sonnenblumenkerne · 250 ml Buttermilch
1 aufgeschnittene Tomate · 1 kleine Salatgurke
Apfelessig · 1 Prise Meersalz

3. ENTSCHLACKUNGSTAG

Frühstück

250 ml Buttermilch
50 g Magerquark mit Schnittlauch
1 Apfel · 1 Banane

Mittagessen

200 g gebratener Kabeljau · 2 Kartoffeln
1 Teller Rote-Bete-Salat, mit Zitronensaft
und 1 Prise Meersalz gewürzt

Nachmittags

250 ml Tomatensaft · 1 Scheibe Leinsamenbrot

Abendessen

200 g Hafergrütze · 1 Apfel · 1 Banane
2 Teelöffel Waldhonig · 250 ml Buttermilch
1 Prise Zimt · 30 g Weinbeeren

Spätmahlzeit

1 Banane · 250 ml Molke

Wichtig ist auch viel ballaststoffreiche Kost, die den Stoffwechsel und die Verdauung anregt und so den Entgiftungsprozeß beschleunigt.

4. ENTSCHLACKUNGSTAG

Frühstück

$^1/_2$ l Zitronensaft (1 Zitrone auf $^1/_2$ l Wasser)
3 Stück Knäckebrot

Vormittags

1 Banane

Mittagessen

200 g Forelle · 2 Bratkartoffeln · 3 aufgeschnittene Tomaten
Bambussprossen · Brunnenkresse, mit 1 Prise Meersalz
und 1 Teelöffel Zitronensaft gewürzt

Zubereitung: *Die Bambussprossen können Sie auch zu den Bratkartoffeln geben; am besten schmecken sie allerdings roh.*

Abendessen
3 Scheiben Knäckebrot · 100 g Hüttenkäse · Paprika
Pfefferschoten · 3–4 Radieschen · 250 ml Buttermilch

Spätmahlzeit
1 Glas Buttermilch
1 Orange · 1 Banane

Legen Sie bei einer Entgiftungs- bzw. Entschlackungskur Wert auf naturbelassene Nahrungsmittel und Zutaten. Nicht alle Lebensmittelzusätze sind harmlos.

5. ENTSCHLACKUNGSTAG

Frühstück
200 g Weizengrütze · 100 g Stachelbeeren
100 g Magerquark · 1 Eßlöffel Waldhonig

Vormittags
1 Orange · 200 ml Molke

Mittagessen
1 Teller Gemüsesuppe mit
Kohlrabi · Stangensellerie · Tomaten · Sprossenkohl
150 g Dorschfilet · Kartoffelsalat aus 3 Kartoffeln
50 g Erbsen · 200 g Endiviensalat

Abendessen
200 g Hüttenkäse · Bambussprossen
Brunnenkresse

Spätmahlzeit
1 Glas Tomatensaft, mit 1 Prise Meersalz und
Zitronensaft gewürzt

6. ENTSCHLACKUNGSTAG

Frühstück
100 g Haferflocken · 20 g Rosinen · 50 g Dinkelflocken
250 ml Buttermilch · 1 Eßlöffel Waldhonig
2 Knäckebrote, mit Magerquark bestrichen und
Schnittlauch belegt

Mittagessen
150 g Naturreis · 100 g Schollenfilet
200 g Kopfsalat · Balsamessig · 1 Teelöffel Olivenöl
Schnittlauch · 3 Zehen Knoblauch · 2 Pellkartoffeln

Abendessen
200 g Bircher-Müsli · 1 Mandarine · 1 Banane

Spätmahlzeit
$^1/_4$ l Molke

7. Entschlackungstag

Frühstück
250 ml Joghurt mit lebenden bulgarischen Kulturen
(Lactobacillus bulgaricus) · 1 Mandarine · 1 Knäckebrot
100 g Hüttenkäse

Vormittags
$^1/_2$ l Molke · 1 Teelöffel Zitronensaft
2 Teelöffel Waldhonig

Mittagessen
100 g Seehechtfilet · 3 Pellkartoffeln,
mit Kräutersalz gewürzt
200 g romanischer Salat, mit 1 Teelöffel Zitronensaft
3 Zehen Knoblauch · $^1/_2$ feingeschnittene Zwiebel

Abendessen
150 g Naturreis · 1 Teelöffel Hefeflocken
1 Teelöffel kaltgepreßtes Olivenöl · feingeschnittener
Dill · Schnittlauch · 1 in Streifen geschnittener
roter Paprika · $^1/_2$ l Molke

Spätmahlzeit
1 Apfel · 1 Knäckebrot

Der Tageskalorienwert liegt bei ca. 1500 Kalorien.

Mit dieser Diät entgiften Sie Ihren Körper auf natürliche Weise. Und wenn Sie Gewichtsprobleme haben – 1500 Kalorien pro Tag lassen Sie auf sanfte Art ein paar Pfunde abnehmen.

Diätvorschläge

Bereits die alten Griechen wußten, wie wichtig es ist, sich gesund zu ernähren. Richtiges Verhalten und bewußte Ernährungsweise führen zu Ausgeglichenheit von Körper und Geist.

Die hippokratische Ernährungstherapie war ein Bestandteil einer »diaitetischen« Ordnungstherapie, der sogenannten Diaita. Es ist der Ursprung des Wortes »Diät«. Allerdings verstanden die hippokratischen Mediziner unter Diaita körperliche Übungen, Abhärtung und geistige Schulung zur seelischen Gelassenheit zusätzlich zur Ernährungstherapie. Dahinter stand der Gedanke, durch einfache und natürliche Mittel sowie Veränderungen der Verhaltensweisen die Ordnung im Körper aufrechtzuerhalten oder wiederherzustellen. Der Patient sollte dadurch wieder eine ausgeglichene Beziehung zu sich selbst, zu den Mitmenschen und zu seiner Umwelt erlangen.

Steigerung der Lebenskraft und Vitalität

Das Geheimnis, wie man länger und gesünder lebt, liegt darin, daß man vorwiegend Nahrungsmittel zu sich nimmt, die einen besonders hohen Prozentsatz an Vitaminen und Spurenelementen enthalten.
Aber das ist nicht das einzige Merkmal, ob eine Nahrung gesund ist oder nicht. Eine gute Ernährung sollte einen niedrigen Fettgehalt haben, wenig Kochsalz enthalten und wenig sogenannte Einfachzucker, wie z. B. Glukose, aufweisen. Der Faseranteil einer gesunden Ernährung sollte recht hoch sein. Der Kaliumgehalt sollte den Natriumanteil überwiegen. Pflanzliche Eiweißstoffe sollten zwei Drittel des gesamten Eiweißgehaltes ausmachen.
Eine solche Diät ist zwar kalorienarm, aber biologisch hochwertig. Wenn diese Ernährung eingehalten wird, ist es auch leicht, mit weniger Kalorien auszukommen, weil der Körper alles bekommt, was er braucht.

Die wichtigsten Punkte für eine gesunde Diät sind also:

Eine ausgewogene, biologisch hochwertige Zusammensetzung der Ernährung ist das Geheimnis, bis ins hohe Alter gesund und kräftig zu bleiben. Setzen Sie daher viel Obst und Gemüse auf Ihren täglichen Speiseplan.

- Vermeiden Sie weißen Zucker.
- Lassen Sie Weißmehlprodukte, wie z. B. Weißbrot, Biskuite, Kuchen und Nudeln, weg. Anstelle davon sollten Sie Hülsenfrüchte in reichlichem Ausmaß verzehren, so z. B. Bohnen, Linsen und Erbsen.
- Gemüse sollte entweder roh verzehrt oder nur ganz leicht gedünstet werden.
- Der Rohkostanteil sollte mindestens 75 Prozent betragen.
- Jeden Tag sollten mindestens drei frische Früchte auf dem Speiseplan stehen.
- Vermeiden Sie unbedingt Kaffee, Tee, Zigaretten und konzentrierten Alkohol.
- Für Erwachsene ist ein achtel Liter Rotwein täglich nicht schädlich.
- Zuckerhaltige Limonaden und Cola-Getränke bitte nicht regelmäßig konsumieren.

Fitnessdiät

Die Fitneßdiät dient zur Steigerung des Wohlbefindens, zur Verbesserung des Gedächtnisses und zur Senkung eines erhöhten Cholesterinspiegels. Sie wird in Form eines 7-Tages-Planes durchgeführt.

Bei dieser Diät, die einen knappen Kaloriengehalt aufweist (1200 bis 1500 Kalorien), liegt der Akzent auf einer Gewichtsabnahme, einer Normalisierung erhöhter Blutfettwerte sowie der Senkung eines erhöhten Blutdruckes.
Je nach Schweregrad der Erkrankung soll die Diät drei bis vier Wochen durchgeführt werden. Sollte der Körper auf diese Diät zu langsam ansprechen, kann die Dauer der Kur verlängert werden. Bereits nach einigen Tagen macht sich eine erhöhte körperliche und geistige Beweglichkeit bemerkbar.

1. TAG

Frühstück

Folgende Teemischung ist empfehlenswert; 100 Gramm Tee enthalten:

ERDBEERBLÄTTER	30 G
BROMBEERBLÄTTER	20 G
PFEFFERMINZBLÄTTER	30 G
GRÜNEN MATETEE	20 G

Der Tee kann auch in einer Teetasse mit eingebautem Keramikfilter zubereitet werden. Den fertigen Tee zugedeckt einige Zeit ziehen lassen.

Für diesen Tee nimmt man auf einen halben Liter Wasser ein bis zwei Teelöffel Teeblätter. Kurz vor dem Siedepunkt wird die Flamme abgestellt, und man läßt den Tee dann noch 15 Minuten in einem Porzellanbehälter ziehen, bis er getrunken werden kann.

Zu diesem Tee können zwei Schnitten Knäckebrot, bestrichen mit jeweils 20 Gramm Magerquark, gegessen werden. Der Magerquark sollte mit zerhacktem Knoblauch verrührt und mit frischer Kresse belegt werden.

Vormittags

$^1/_4$ l Molke · 1 kleiner Apfel

Mittagessen

150 g Schollenfilet · 2 Pellkartoffeln · 150 g Tomaten
50 g Zwiebeln · 1 Eßlöffel Sonnenblumenöl
1 Prise frischgemahlener Pfeffer · 1 Prise Meersalz

Zubereitung: *Schollenfilet kurz dünsten, Kartoffeln weich kochen. Tomaten und Zwiebeln kleinschneiden und mit den restlichen Zutaten als Salat anmachen.*

Nachmittags

$^1/_2$ l Mineralwasser

Abendessen
Feingeschnittene Karotten · 1 Teelöffel Sesamöl
100 g Sojabohnensprossen · 3 Eßlöffel feingeschnittene
Kresse · 150 g Magerjoghurt · 1 Teelöffel Zitronensaft
$^1/_4$ l Molke

Spätmahlzeit
1 kleiner Apfel · 1 Knäckebrot

2. TAG

Frühstück
150 g Haferflocken · 20 g Rosinen · 200 g Buttermilch
1 Teelöffel Waldhonig

Als Kräutertee empfiehlt sich folgende Mischung:

BIRKENBLÄTTER	30 G
ACKERSCHACHTELHALM	20 G
LÖWENZAHNWURZEL	30 G
KAMILLE	20 G

Der Kräutertee kann zu jeder Mahlzeit getrunken werden. Er regt den Stoffwechsel an und wirkt blutreinigend.

Von dieser 100-Gramm-Teemischung nimmt man zwei Teelöffel auf einen halben Liter Wasser; kurz aufkochen und zehn Minuten ziehen lassen. Mit einem Teelöffel Waldhonig kann dieser Tee gesüßt werden, um das Aroma zu verbessern.

Mittagessen
2 Stück Dorschfilet, in Olivenöl gebacken
150 g Rosenkohl · 1 Teelöffel Weißweinessig
1 Teelöffel Sonnenblumenöl · 1 Prise frischgemahlener grüner Pfeffer
1 Prise geriebene Muskatnuß
Dill · Petersilie

Zubereitung: *Für den Salat den Rosenkohl bißfest kochen und mit Essig, Öl und den Gewürzen anmachen. Mit geschnittenen Kräutern verzieren.*

Nachmittags
$^{1}/_{4}$ l Molke

Abendessen
150 g Hüttenkäse · 50 g Gartenkresse
1 Teelöffel kaltgepreßtes Olivenöl · 2 feingeschnittene Knoblauchzehen · 1 Prise Meersalz
1 kleine feingewiegte Zwiebel
2 in Scheiben aufgeschnittene Tomaten
5 Blätter Kopfsalat

Frische Gartenkräuter enthalten Biostoffe, die nicht nur würzende, sondern auch heilende Kräfte haben. Sie gehören an jedes gesunde Essen.

Zubereitung: *Den Hüttenkäse mit Gartenkresse vermengen. Den Kopfsalat, Tomaten und Zwiebeln mit einer Marinade aus Öl, Knoblauch und Salz anmachen.*

Spätmahlzeit
1 kleiner Apfel · 1 Knäckebrot

3. TAG

Frühstück
250 ml Tomatensaft · 1 Teelöffel Zitrone
1 Prise Meersalz
1 Prise frischgemahlener Pfeffer
2 Teelöffel Sahne
feingeschnittene Petersilie, Kerbel, Dill, Lavendel und Borretsch
2 Scheiben Knäckebrot

Zubereitung: *Die Kräuter werden im Tomatensaft vermischt, mit Zitrone, Meersalz und Pfeffer gewürzt und mit der Sahne garniert.*

Vormittags
100 ml Molke
1 feingeschnittene Karotte

Mittagessen

200 g Regenbogenforelle · 1 Pellkartoffel
3 in feine Scheiben geschnittene Tomaten · 1 Zwiebel
Gartenkresse · 1 Teelöffel Zitronensaft · 1 Prise Meersalz
$^1/_4$ l Buttermilch

Zubereitung: *Das Regenbogenforellenfilet kurz dünsten, die Kartoffel weich kochen. Tomaten mit Zwiebelringen belegen, mit Gartenkresse garnieren und mit Zitronensaft und Meersalz abschmecken. Dazu die Buttermilch trinken.*

Fischgerichte sind das Rückgrat der Fitneßdiät. Sie sollten mindestens dreimal in der Woche auf dem Speiseplan stehen.

Abendessen

100 g Schafkäse · 3 feingeschnittene Tomaten
50 g Linsensprossen · 2 Eßlöffel Kressesprossen
1 Prise Meersalz · 1 Teelöffel Olivenöl
1 Teelöffel Apfelessig
150 ml Molke mit Mangogeschmack

Zubereitung: *Schafkäse in kleine Würfel schneiden, mit Tomaten und Sprossen anrichten. Aus Essig, Öl und Meersalz eine Salatsauce mischen und über den Salat geben. Dazu die Molke trinken.*

4. TAG

Frühstück

100 g Vierkornmüsli · 150 ml Buttermilch
1 Knäckebrot, mit 20 g Magerquark bestrichen und mit feingeschnittener Petersilie garniert

Vormittags

1 Banane · 200 ml Mineralwasser

Mittagessen

100 g Seehecht · 150 g Naturreis
150 g Kopfsalat
3 Zehen feingeschnittener Knoblauch
1 feingeschnittene Zwiebel · feingehackte Brunnenkresse
1 Eßlöffel Zitronensaft · 1 Teelöffel Kürbiskernöl

Zubereitung: *Den Seehecht in einer beschichteten Pfanne kurz braten, Naturreis als Beilage kochen. Den Salat mit den restlichen Zutaten anmachen.*

Nachmittags
1 Glas Magerjoghurt

Zum Salzen der Gerichte wird Meersalz empfohlen, das u. a. Jod enthält und damit die störungsfreie Funktion der Schilddrüse unterstützt.

Abendessen
100 g Blumenkohl · 100 g Brokkoli · 1 Prise Meersalz
2 kleine in Scheiben geschnittene Zwiebeln
1 Teelöffel Apfelessig · 1 Teelöffel Sonnenblumenöl
frischgemahlener grüner Pfeffer · feingeschnittener
Schnittlauch · 1 Prise gemahlene Muskatnuß
1 Scheibe Knäckebrot · 200 ml Molke
Zubereitung: *Für einen Blumenkohl-Brokkoli-Salat das Gemüse in Röschen teilen und in Salzwasser bißfest kochen. Aus Essig, Öl und Gewürzen eine Marinade mischen und auf dem angerichteten Gemüse verteilen. Dazu das Knäckebrot essen und die Molke trinken.*

Spätmahlzeit
1 Banane · 1 Glas Molke

5. TAG
Frühstück
100 g Vierkornflocken · 20 g Rosinen · 200 ml Molke
200 ml Tomatensaft · 1 Prise Meersalz
Zubereitung: *Vierkornflocken mit Rosinen und Molke vermischen. Als Getränk dazu den Tomatensaft, mit Meersalz gewürzt.*

Mittagessen
100 g Dorschfilet · 2 Pellkartoffeln · 50 g Erbsen
60 g Tomaten · 30 g feingeschnittene Brunnenkresse
1 Eßlöffel Zitronensaft
1 Teelöffel kaltgepreßtes Olivenöl
1 kleine in Scheiben geschnittene Zwiebel
1 Prise Meersalz

Zubereitung: *Das Dorschfilet dünsten, als Beilage Kartoffeln und Erbsen kochen. Tomaten und Brunnenkresse kleinschneiden, mit Zwiebeln und den restlichen Zutaten anmachen.*

Nachmittags
300 ml Mineralwasser

Abendessen
100 g grüne Erbsen · 50 g Maiskörner
1 in Scheiben geschnittene Zwiebel
1 Teelöffel Olivenöl
1 Teelöffel Zitronensaft · 1 Prise Meersalz
1 Eßlöffel gehackte Petersilie
100 g Hüttenkäse
200 ml Tomatensaft

Für die Fettversorgung verwendet man ausschließlich pflanzliche Öle. Besonders gesund ist kaltgepreßtes Olivenöl.

Zubereitung: *Erbsen und Mais kochen, abkühlen lassen. Mit Zwiebeln mischen und mit einer Sauce aus Öl, Zitronensaft und Salz anmachen. Den Hüttenkäse mit Petersilie gewürzt dazu essen; als Getränk Tomatensaft.*

Spätmahlzeit
1 kleiner Apfel · 200 ml Magermilch

6. TAG
Frühstück
5 Eßlöffel Hirsesprossen
1 Tasse Haferflocken
1 Eßlöffel Sonnenblumenkerne
1 Eßlöffel Leinsamen
1 Tasse Magermilch
2 Teelöffel Waldhonig
2 aufgeschnittene Äpfel
1 aufgeschnittene Karotte
200 ml Molke

Zubereitung: *Alle Zutaten mischen, mit der Milch verrühren. Die Molke dazu trinken.*

Vormittags
200 ml Mineralwasser

Mittagessen
1 Apfel · 1 kleine Zwiebel · 2 Tomaten
100 g Mozzarella · 1 Teelöffel Distelöl
1 Eßlöffel Zitronensaft · 2 Knoblauchzehen
2 Eßlöffel feingeschnittene Gartenkresse
1 Prise Meersalz
etwas frischgemahlener grüner Pfeffer
250 ml Molke

Rohkostsalate eignen sich auch als Hauptmahlzeiten. Sie enthalten wertvolle Vitamine und Ballaststoffe, die die Verdauung auf gesunde Weise anregen.

Zubereitung: *Apfel und Knoblauch kleinhacken, Zwiebel und Tomaten fein aufschneiden, Mozzarella in kleine Würfel schneiden. Alles mischen. Als Sauce die restlichen Zutaten vermengen. Dazu Molke als Getränk.*

Nachmittags
300 ml Mineralwasser

Abendessen
100 g Weißkohl · 50 g Karotten
50 g Stangensellerie
100 g Äpfel · 1 Eßlöffel gehobelte Mandeln
3 Eßlöffel Rosinen · 1 Eßlöffel Zitronensaft
1 Teelöffel Sonnenblumenöl
3 Eßlöffel Kefir · 1 Prise Meersalz
4 Eßlöffel Bockshornkleesprossen
200 ml Molke

Zubereitung: *Weißkohl und Karotten in feine Streifen schneiden, Äpfel und Stangensellerie würfeln. Alles mit Mandeln und Rosinen vermengen. Eine Sauce aus Öl, Zitronensaft, Kefir und Meersalz darübergeben, mit Bockshornkleesprossen bestreuen.*
Dazu Molke trinken.

Spätmahlzeit
1 reife Papaya

7. TAG

Frühstück

250 ml Kefir · 150 g Bircher-Müsli
Vierkornflocken · Rosinen

Vormittags

1 Mango · 200 ml Molke

Mittagessen

200 g gebratene Bachforelle · 1 Pellkartoffel
100 g Tomatensalat · 1 Knoblauchzehe
1 aufgeschnittene Zwiebel · Pfeffer aus der Mühle
1 Teelöffel kaltgepreßtes Olivenöl
1 Teelöffel Balsamessig
5 Kopfsalatblätter · feingehackter Schnittlauch
1 Prise Meersalz
250 ml Molke mit Erdbeergeschmack

Zubereitung: *Als Beilage zum Fisch die Kartoffel kochen. Für den Salat Tomaten und Zwiebeln fein aufschneiden, mit Salatblättern anrichten. Essig, Öl und Gewürze mischen und darübergeben. Dazu die Erdbeermolke trinken.*

Nachmittags

300 ml Mineralwasser

Abendessen

60 g Feldsalat · 150 g Hüttenkäse
1 hartgekochtes Ei, in Scheiben geschnitten
1 Handvoll Bitterkresse · 1 Prise Meersalz
1 Teelöffel Zitronensaft · 1 Teelöffel Olivenöl

Zubereitung: *Einen Salatteller mit Hüttenkäse, Feldsalat und Ei anrichten, Kresse darüberstreuen. Zitronensaft, Öl und Meersalz mischen und auf dem Salat verteilen.*

Spätmahlzeit

100 g Weintrauben

Milchprodukte wie Kefir, Molke und Joghurt enthalten wertvolle Aminosäuren, sind dabei aber fett- und kalorienarm.

Diese 7-Tage-Kur dient zur Entschlackung, zur Leistungssteigerung, zur Entgiftung des Körpers. Eventuell vorhandenes Übergewicht wird langsam und vorsichtig abgebaut. Diese Diät enthält alle Nährstoffe, Mineralstoffe und Spurenelemente, die der Körper braucht, um eine optimale Leistungsfähigkeit zu erreichen.

Die Fitneßdiät ist auch so zusammengestellt, daß der Abschied von Gewohnheitsgiften, wie z. B. Koffein, Alkohol und Tabak, leichter fällt. Denn dadurch, daß diese Diätform auf natürliche Weise den Körper mit Energie und Vitalität versorgt, können Genußgifte überflüssig werden.
Wenn diese Diät konsequent drei bis vier Wochen durchgeführt wird, verbessern sich Ihr Aussehen, Ihre Leistungsfähigkeit, Ihr Gedächtnis und Ihre Herzkraft.

Testen Sie Ihre Fitneß. Vom Ergebnis des Tests läßt sich ableiten, wie lange Sie die Diät durchhalten müssen, um geistig und körperlich wieder in Schwung zu kommen.

TEST

	JA	NEIN
1. Brauchen Sie mehr als acht Stunden Schlaf täglich?	☐	☐
2. Sind Sie am Morgen innerhalb von 20 Minuten frisch, wach und ausgeschlafen?	☐	☐
3. Brauchen Sie am Morgen schwarzen Tee, Kaffee oder Zigaretten, um in Schwung zu kommen?	☐	☐
4. Brauchen Sie tagsüber schwarzen Tee, Kaffee, zuckerhaltige Nahrungsmittel oder Zigaretten in regelmäßigen Abständen, um nicht müde zu werden?	☐	☐
5. Sind Sie nach den Mahlzeiten immer müde und nicht richtig munter?	☐	☐
6. Werden Sie gereizt, unruhig und zittrig, wenn Sie länger als vier Stunden nichts gegessen haben?	☐	☐
7. Vermeiden Sie körperliche Anstrengungen, weil Sie energie- und kraftlos sind?	☐	☐

	Ja	Nein
8. Wachen Sie manchmal in der Nacht schweißgebadet und zittrig auf?	☐	☐
9. Haben Sie manchmal Gedächtnis- und Konzentrationsstörungen?	☐	☐
10. Hat Ihre Leistungsfähigkeit in den letzten Wochen stark nachgelassen?	☐	☐

Zählen Sie nach, wie oft Sie mit Ja geantwortet haben: So viele Wochen sollte die Entgiftungs- und Vitalitätsdiät durchgeführt werden. Bei mehr als drei Jaantworten müssen Sie sich aber vorher unbedingt mit Ihrem Arzt besprechen, damit er Ihre Diät überwachen kann.

Wenn Sie diese Diät als Entgiftungsdiät durchführen, bestimmen Sie die Dauer mit folgenden Fragen:

	Ja	Nein
1. Leben Sie in einer Großstadt oder neben einer verkehrsreichen Straße?	☐	☐
2. Sind Sie wöchentlich mehr als vier Stunden im Großstadtverkehr unterwegs?	☐	☐
3. Treiben Sie Sport in der Nähe von verkehrsreichen Straßen?	☐	☐
4. Rauchen Sie mehr als fünf Zigaretten am Tag?	☐	☐
5. Arbeiten Sie in einer rauchverseuchten Atmosphäre?	☐	☐
6. Essen Sie Nahrungsmittel, die mit Schwermetallen belastet sind?	☐	☐
7. Essen Sie sehr viele ungesunde Lebensmittel, z. B. geräuchertes Fleisch, Gemüse aus Dosen?	☐	☐
8. Trinken Sie mehr als 30 Gramm Alkohol am Tag (das ist mehr als ein Glas Wein, mehr als ein halber Liter Bier und mehr als ein sechzehntel Liter Schnaps)?	☐	☐
9. Sitzen Sie täglich mehr als drei Stunden vor einem Bildschirm oder Fernseher?	☐	☐
10. Essen Sie sehr viele denaturierte Lebensmittel?	☐	☐

Wie lange Sie eine Entgiftungsdiät durchführen sollten, wird durch das Ergebnis dieses Tests bestimmt. Wenn die Kur länger als drei Wochen dauern soll, stimmen Sie sich vorher mit Ihrem Hausarzt ab.

Je nachdem, wie viele Jaantworten gegeben worden sind, so viele Wochen sollte die Entgiftungsdiät durchgeführt werden, aber ebenfalls nur nach Rücksprache mit Ihrem Arzt. Wenn die Entgiftungsdiät dementsprechend durchgeführt wurde, kann durch einen Bluttest nachgewiesen werden, daß die Kur erfolgreich war.

7-TAGE-HERZDIÄT

Durch die Herzdiät, die auch entgiftend wirkt, können Ernährungsfehler korrigiert werden, die zu einer Herzschwäche geführt haben.

Die Herzdiät ist erstens leicht verdaulich, zweitens für das Allgemeinbefinden gesund. Drittens werden auch durch diese Diät Giftstoffe schnell aus dem Körper entfernt. Viertens können Ernährungsfehler, die zu einer Herzschwäche geführt haben, auf diese Weise korrigiert werden.

1. TAG

Frühstück

Folgender Tee sollte getrunken werden. 100 g Tee enthalten folgende Mischung:

WEISSDORNBLÄTTER	30 G
WEISSDORNBLÜTEN	20 G
WACHOLDERSPITZEN	20 G
HERZGESPANNKRAUT	30 G

Von diesem Tee nimmt man eine Prise auf einen viertel Liter Wasser. Kurz vor dem Siedepunkt stellt man die Flamme ab und läßt den Tee 20 Minuten ziehen, so daß die Wirkstoffe gut aus den pflanzlichen Bestandteilen ausgelaugt werden. Von diesem Tee trinkt man morgens 250 Milliliter; dazu ißt man eine Scheibe Sonnenblumenbrot, dünn mit Hüttenkäse bestrichen, eine Scheibe Tomate darauf, mit einer Prise Meersalz gewürzt; dazu einen kleinen Apfel.

Vormittags
200 ml frischgepreßter Orangensaft
1 Teelöffel Zitronensaft

Mittagessen
150 g Dorschfilet
2 mittelgroße Pellkartoffeln
70 g Fenchelknolle
1 Teelöffel Zitronensaft
1 Teelöffel Olivenöl
2 Zehen gepreßter Knoblauch
200 ml Molke

Zubereitung: *Dorschfilet braten und die Fenchelknolle im Ofen überbacken, Kartoffeln kochen. Zitronensaft mit Öl und Knoblauch mischen, über den Fisch verteilen. Dazu Molke trinken.*

Fenchel gehört zu den nahezu ideal zusammengesetzten Gemüsesorten. Er ist kalorienarm und gleichzeitig reich an Mineralstoffen und Spurenelementen.

Nachmittags
300 ml Mineralwasser
1 Schnitte Ananas

Abendessen
1 Scheibe Pumpernickel
50 g Mozzarella
1 Teelöffel Zitronensaft
1 Teelöffel Olivenöl
10 Zwiebelringe
30 g frischgeschnittene Brunnenkresse
2 Tassen Weißdorntee,
mit 1 Teelöffel Waldhonig gesüßt

Zubereitung: *Mozzarella in feine Scheiben schneiden, mit Zwiebelringen belegen, Zitronensaft und Olivenöl darüberträufeln, mit Brunnenkresse bestreuen. Dazu Pumpernickel und Tee.*

Spätmahlzeit
1 Apfel
1 Knäckebrot

2. TAG

Frühstück

Trinken Sie zwei Tassen von folgender Teemischung:

WEISSDORN	30 G
HAGEBUTTEN	20 G
BRENNESSELWURZEL	30 G
BIRKENBLÄTTER	20 G

Die Karotte enthält etwa 40 ätherische Öle und Bioflavonoide, die den Kreislauf anregen und das Immunsystem stärken.

Von dieser Mischung nehmen Sie eine Prise für einen viertel Liter Wasser. Der Tee wird ganz kurz aufgekocht und sollte dann 15 Minuten ziehen. Mit einem Teelöffel Waldhonig wird dieser Tee gesüßt und langsam, schluckweise getrunken. Dazu ißt man 150 Gramm geriebene Karotten mit einem Teelöffel Olivenöl, einem Eßlöffel Zitronensaft, einer Prise Meersalz, etwas frischgemahlenem Pfeffer, gehackter Petersilie und eine Scheibe Leinsamenbrot.

Vormittags

1 Mango · 300 ml Mineralwasser

Mittagessen

150 g Kabeljaufilet · 2 Pellkartoffeln
1 Orange · 1 Apfel · 1 Birne
1 Scheibe Ananas · 100 g Erdbeeren
1 Eßlöffel geschlagene Sahne
2 Teelöffel Waldhonig zur Geschmacksverbesserung

Zubereitung: *Das Fischfilet dünsten, Kartoffeln kochen. Danach einen Salat aus dem gewürfelten Obst zubereiten; mit Honig abschmecken und mit Sahne garnieren.*

Abendessen

1 reife Avocado · 1 Teelöffel Zitronensaft
1 Eßlöffel Waldhonig · 1 Tasse Herztee

Zubereitung: *Avocado schälen, den Kern entfernen und mit der Gabel zerdrücken. Das Mus mit Zitronensaft und Honig mischen. Dazu Herztee trinken.*

Avocados enthalten eine Reihe essentieller Fettsäuren, die das Risiko von Herz-Kreislauf-Erkrankungen vermindern.

Spätmahlzeit

1 Knäckebrot · 1 Banane

3. TAG

Frühstück

2 Tassen Herztee
1 Schale mit Vierkornflocken
1 Tasse Magermilch · 1 Eßlöffel Honig zur Geschmacksverbesserung · 1 Scheibe Pumpernickel
50 g Speisequark (20 % Fett) · ½ geriebener Apfel
Zimt · 1 Teelöffel Honig

Zubereitung: *Vierkornflocken mit Milch und Honig verrühren. Quark mit geriebenem Apfel und Honig mischen und den Pumpernickel damit bestreichen. Dazu den Herztee trinken.*

Vormittags

50 g getrocknete Aprikosen · 300 ml Mineralwasser

Mittagessen

1 Forelle Müllerin · 2 Bratkartoffeln · 3 Tomaten
50 g Salatgurke · 50 g Brunnenkresse
50 g geriebene Karotten · 1 Teelöffel Zitronensaft · 1 Teelöffel Distelöl
6 Kopfsalatblätter
Apfelessig · 3 zerdrückte Knoblauchzehen

Zubereitung: *Zur Forelle einen Salat aus kleingeschnittenen Tomaten, Gurke, Kresse, Kopfsalat und Karotten anrichten. Als Dressing Zitronensaft, Öl, Essig und Knoblauch mischen und darübergeben.*

Nachmittags

3 Scheiben Ananas · 200 ml Mineralwasser

Abendessen

2 Scheiben Vollkorntoast · 100 g Frischkäse
2 gepreßte Knoblauchzehen · 1 Eßlöffel Zitronensaft
20 g Basilikum · 30 g Brunnenkresse · grüner Pfeffer, frisch aus der Mühle · 1 Prise Meersalz
200 ml Molke

Zubereitung: *Frischkäse mit Kräutern und Gewürzen verrühren, die Toastscheiben damit bestreichen und im Backofen bei 200 °C vier Minuten überbacken. Dazu Molke trinken.*

Spätmahlzeit

1 Mango · 150 ml Kefir

4. TAG

Frühstück

2 Tassen Weißdorntee · 100 g Vierkornflocken, mit $^1/_4$ l Magermilch angemacht

Vormittags

1 kleiner Apfel · 300 ml Mineralwasser

Mittagessen

Garten- und Brunnenkresse gehören zu den gesündesten Salatgemüsen. Sie können auch – fein gehackt – als Brotaufstrich verzehrt werden.

150 g Naturreis · 1 Eßlöffel Wildreis
100 g Geflügelleber · 1 Teelöffel Olivenöl
1 Eßlöffel Salbeiblätter · 30 g Gartenkresse
1 Prise Meersalz · frischgemahlener grüner Pfeffer
1 Teelöffel Parmesan · 6 Blätter Kopfsalat
Joghurtdressing

Zubereitung: *Beide Reissorten kochen und mischen. Die Geflügelleber mit dem Salbei in Olivenöl braten, mit Salz und Pfeffer würzen, mit Parmesan bestreuen. Kopfsalat mit Gartenkresse und Joghurtdressing anmachen.*

Nachmittags

1 Mango

Abendessen
1 kleiner Rohkostteller (150 g) mit
Orangen, Äpfel, Karotten, Ananas, Birnen
2 Scheiben Knäckebrot · 50 g Hüttenkäse
feingehackter Schnittlauch · 300 ml Mineralwasser

Spätmahlzeit
1 Banane · $^{1}/_{4}$ l warme Magermilch
1 Eßlöffel Waldhonig

5. TAG

Frühstück
2 Tassen Brennesselwurzeltee
50 g getrocknete Aprikosen
2 Schnitten Pumpernickel · Frischkäseaufstrich

Vormittags
1 mittelgroße Papaya · 200 ml Molke

Mittagessen
120 g Putenschnitzel · 2 Pellkartoffeln · 1 aufgeschnittener Endiviensalat · 1 Teelöffel Olivenöl · 1 feingeschnittene Zwiebel · 1 Prise Meersalz · 1 Prise Pfeffer aus der Mühle etwas Petersilie · etwas Dill · $^{1}/_{4}$ l Magermilch
Zubereitung: *Putenschnitzel kurz braten. Für den Salat aus Öl, Zwiebeln, Gewürzen und Kräutern ein Dressing zubereiten.*

Mageres Fleisch, vor allem auch Geflügel, ist reich an Karnitin, einem Biostoff, der von großer Bedeutung für die Herzinfarkt-prophylaxe ist.

Nachmittags
1 Orange · 1 Knäckebrot · 300 ml Mineralwasser

Abendessen
1 Omelett mit Schafkäse und Oliven
1 Teller Krautsalat (100 g),
mit 1 Teelöffel Olivenöl, 1 Teelöffel Zitronensaft
und 1 Prise Meersalz gewürzt

Spätmahlzeit
1 Apfel · Tee aus Hagebutten · Passionsblume
Hopfen · Weißdorn – zu gleichen Teilen

6. TAG

Frühstück
150 g Vierkornflocken · 200 ml Magermilch
1 Eßlöffel Waldhonig · 2 Tassen Weißdorntee

Vormittags
1 Papaya · 2 Scheiben Knäckebrot

Mittagessen
150 g Hühnchenbrustfilet · 1 Prise Meersalz
frischgemahlener grüner Pfeffer aus der Mühle
20 g Kräuterfrischkäse · 2 Pellkartoffeln
1 Eßlöffel gehackte Petersilie · 1 Teelöffel Olivenöl
6 Blätter Kopfsalat · Zitronensaft
3 Knoblauchzehen · 1 Teelöffel Olivenöl
Brunnenkresse · 200 ml Molke

Knoblauch verringert die Viskosität des Blutes und hilft bei der Senkung des Cholesterinspiegels.

Zubereitung: *Hähnchenbrust braten, mit Pfeffer und Salz würzen; dazu Kräuterfrischkäse und Kartoffeln. Kopfsalat mit restlichen Zutaten anmachen. Dazu Molke trinken.*

Nachmittags
1 Banane · 1 Knäckebrot · 300 ml Mineralwasser

Abendessen
2 geriebene Karotten
1 Bund feingeschnittene Radieschen
1 kleiner gewürfelter Kohlrabi
1 Teelöffel Zitronensaft · 1 Teelöffel Senf
1 Prise Kräutersalz · grüner Pfeffer aus der Mühle
2 Eßlöffel gehackte Petersilie · 100 g Frischkäse
1 Scheibe Vollkornbaguette · 100 g Kefir

Zubereitung: *Gemüse mit einem Dressing aus Zitronensaft, Senf und Gewürzen als Frühlingssalat anrichten, dazu Frischkäse und Baguette, als Getränk Kefir.*

Spätmahlzeit
1 Papaya · 1 Glas Magermilch

7. TAG

Frühstück
2 Tassen Hagebuttentee · 150 g geraspelte Karotten, mit etwas Meersalz gewürzt
1 Teelöffel Zitronensaft
2 gepreßte Knoblauchzehen · 1 Prise frischgemahlener grüner Pfeffer
1 Teelöffel gehackte Petersilie
30 g Frischkäse · 2 Scheiben Knäckebrot

Zubereitung: *Frischkäse mit Karotten und den restlichen Zutaten vermischen. Dazu Knäckebrot und Hagebuttentee.*

Zuviel Fett, zuviel Süßigkeiten, zuwenig Bewegung und zuviel Streß sind die vier wichtigsten Ursachen von Herzinfarkten.

Vormittags
1 Banane · 300 ml Mineralwasser

Mittagessen
150 g Hühnerbrustfilet · 3 Pellkartoffeln
200 g Salat · Zitronensaft · 1 Teelöffel Olivenöl
3 Knoblauchzehen · 1 Teelöffel gehackte Petersilie
3 Eßlöffel Joghurtdressing
2 Teelöffel gehackte Brunnenkresse

Zubereitung: *Hühnerbrust braten, Kartoffeln kochen. Den Salat mit Zitronensaft, Öl, Gewürzen und Joghurtdressing anmachen, Brunnenkresse darüberstreuen.*

Nachmittags
1 Butterbrot · Schnittlauch-Knoblauch-Aufstrich
200 ml Molke

Abendessen

2 mit magerem Kräuterquark gefüllte Tomaten
5 Kopfsalatblätter · 1 Teelöffel Olivenöl
2 Eßlöffel Knoblauchdressing · 2 Tassen Weißdorntee

Zubereitung: *Olivenöl und Knoblauchdressing mischen, die Salatblätter damit anmachen. Dazu gefüllte Tomaten und Weißdorntee.*

Spätmahlzeit

150 ml Orangensaft · 20 ml Weißdornsaft
1 Teelöffel Waldhonig · 1 Banane

Die Zusammenstellung dieser Diät ist darauf gerichtet, daß abnorme Blutdruckwerte korrigiert werden können. Die Tagesdiät enthält 1200 bis 1500 Kalorien und ist geeignet, überschüssiges Gewebewasser auszuscheiden, den Körper zu entgiften und die Leistungsfähigkeit zu steigern. Je nachdem, wie viele Fragen Sie in folgendem Text mit einem Ja beantworten, so viele Wochen sollte die Diät durchgeführt werden.

Beantworten Sie die nebenstehenden Testfragen. Ihre Herzkur sollte um so länger dauern, je öfter Sie mit Ja geantwortet haben.

Test zur Prüfung auf Gefäss- und Herzschwäche

	Ja	Nein
1. Ist Ihr Blutdruck über 145/90 mmHg?	☐	☐
2. Ist der Ruhepuls nach 15 Minuten Ruhe oberhalb von 75 Schlägen pro Minute?	☐	☐
3. Liegt Ihr Körpergewicht mehr als acht Kilogramm über dem Idealgewicht?	☐	☐
4. Rauchen Sie mehr als sechs Zigaretten am Tag?	☐	☐
5. Treiben Sie weniger als zwei Stunden Sport?	☐	☐
6. Werden Sie schnell kurzatmig?	☐	☐
7. Sind Sie nach Anstrengungen auffällig blaß, außer Atem und erschöpft?	☐	☐
8. Trinken Sie mehr als 30 Gramm Alkohol am Tag?	☐	☐
9. Leiden Sie manchmal an einem Druckgefühl in der Brust, an Atemnot und Übelkeit?	☐	☐

DIÄT FÜR DAS IMMUNSYSTEM

Je nachdem, wie viele Jaantworten Sie bei dem folgenden Test geben, so viele Wochen sollte die Immundiät durchgeführt werden.

Häufige Infektionen und Neigung zu Allergien sind Warnzeichen dafür, daß Ihr Immunsystem geschwächt ist. Durch eine gezielte Umstellung der Ernährung verleihen Sie ihm neue Kräfte.

	JA	NEIN
1. Leiden Sie öfter als dreimal im Jahr an Erkältungskrankheiten?	☐	☐
2. Dauern bei Ihnen harmlose Infektionen recht lange?	☐	☐
3. Leiden Sie an rinnender Nase, an Blasenentzündungen oder Nasennebenhöhlenentzündungen?	☐	☐
4. Müssen Sie mehrmals pro Jahr Antibiotika einnehmen?	☐	☐
5. Kommt in der näheren Verwandtschaft Krebs gehäuft vor?	☐	☐
6. Leiden Sie öfters an geschwollenen Lymphdrüsen?	☐	☐
7. Leiden Sie öfters an Hautausschlägen, Asthma oder Gelenkentzündungen?	☐	☐
8. Sind Sie allergisch, und leiden Sie unter Heuschnupfen?	☐	☐
9. Haben Sie schon seit längerer Zeit Probleme mit einer Allergie?	☐	☐
10. Haben Sie im letzten Jahr beruflichen oder persönlichen Ärger oder Streß gehabt?	☐	☐

1. TAG

Frühstück

200 ml Tomatensaft · 1 Teelöffel Zitronensaft
1 Vollkorntoast
20 g Magerquark (20 % Fett) · Schnittlauch
feingeschnittener Knoblauch

Zubereitung: *Für einen Brotaufstrich den Quark mit Schnittlauch und Knoblauch verrühren. Dazu den Tomatensaft mit Zitronensaft gewürzt trinken.*

Vormittags
200 ml Grapefruitsaft
2 Scheiben Knäckebrot

Blumenkohl enthält reichlich Vitamin C, das die körpereigene Immunabwehr unterstützt. Mit einer Mahlzeit kann man außerdem ein Drittel der Vitamin-B5-Menge aufnehmen, die der Körper am Tag braucht.

Mittagessen
100 g Fischfilet · 50 g Erbsen
50 g Blumenkohl · 2 Pellkartoffeln
200 ml frischgepreßter Karottensaft
1 Apfel · 20 Salatblätter
1 frischgepreßte Knoblauchzehe
1 Teelöffel Zitronensaft
1 Teelöffel Olivenöl

Zubereitung: *Fischfilet dünsten, Kartoffeln, Erbsen und Blumenkohl kochen. Salat mit kleingewürfeltem Apfel mischen und mit Knoblauch, Zitronensaft und Olivenöl anmachen. Dazu Karottensaft trinken.*

Nachmittags
1 Papaya

Abendessen
100 g Haferflocken
1 Teelöffel Waldhonig
1 feingeschnittener Apfel · 20 g Stachelbeeren
$^1/_2$ l Buttermilch

Zubereitung: *Haferflocken, Obst und Honig mischen und mit der Buttermilch anrühren.*

Spätmahlzeit
150 g frischgepreßter Apfelsaft
1 Teelöffel Zitronensaft
1 Knäckebrot

2. TAG

Frühstück

2 Tassen Hagebuttentee · 100 g Haferflocken
2 Eßlöffel Leinsamenschrot
3 Eßlöffel Joghurt
1 Teelöffel Waldhonig

Zubereitung: *Haferflocken mit Leinsamen mischen und mit Joghurt und Honig verrühren. Dazu Hagebuttentee trinken.*

Vormittags

200 ml Apfelsaft · 1 Knäckebrot

Mittagessen

100 ml Gemüse-Hefe-Brühe
1 Karotte · 1 Eßlöffel saure Sahne
2 Eßlöffel geschnittene Petersilie
Hirsebrei · 1 Apfel · 50 g Magerquark

Zubereitung: *Die Gemüse-Hefe-Brühe aufkochen, geraspelte Karotte dazugeben, Hirsebrei und saure Sahne einrühren. Den Brei mit Petersilie bestreuen. Als Nachtisch den Apfel kleinschneiden und unter den Quark mischen.*

Nachmittags

300 ml Mineralwasser · 1 Banane

Abendessen

Dinkelbrei · 1 gehackte Zwiebel · 1 Teelöffel Olivenöl
20 g Kräuterfrischkäse · 100 g frisches Sauerkraut
2 Knoblauchzehen · Dill · Basilikum · Lavendel
Bohnenkraut nach Belieben · 1/2 l Magermilch

Zubereitung: *Dinkelbrei mit Zwiebel, Kräutern, Knoblauch und Öl verrühren, dann den Kräuterfrischkäse daruntermischen. Als Beilage Sauerkraut, dazu Magermilch trinken.*

Die Zwiebel enthält eine Reihe schwefelhaltiger ätherischer Öle, von denen einige eine krebshemmende Wirkung haben.

Spätmahlzeit

1 Mango · 100 ml Kefir

Honig, vor allem frischgeschleuderter Waldhonig, trägt wesentlich zur Stärkung des Immunsystems bei. Man kann ihn zum Süßen von Getränken, aber auch in Müslizubereitungen verwenden.

3. Tag

Frühstück

50 g Dinkelflocken · 50 g Haferflocken · 1 Apfel
30 g Rosinen · 1 Teelöffel kaltgeschleuderter Waldhonig
200 ml Magermilch · Kakaopulver

Zubereitung: *Dinkel- und Haferflocken mischen, mit etwas Wasser aufkochen, vom Herd nehmen und 20 Minuten quellen lassen. Apfel reiben und mit Rosinen, Honig und Magermilch unter den Brei mischen. Das Ganze mit etwas Kakaopulver dekorieren.*

Vormittags

1 Banane · 300 ml Mineralwasser

Mittagessen

150 g Forelle · 3 Pellkartoffeln · 10 Blätter Kopfsalat
Knoblauchdressing · 300 ml Mineralwasser

Zubereitung: *Forellenfilet dünsten, Kartoffeln kochen. Den Salat mit Knoblauchdressing anmachen. Mineralwasser dazu trinken.*

Nachmittags

1 Apfel · $^1/_4$ l Magermilch

Abendessen

1 Teller Vierkornflocken · 200 ml Magermilch
5 Himbeeren · 1 Eßlöffel Waldhonig

Spätmahlzeit

1 Kaki · 100 ml Kefir

4. Tag

Frühstück

100 g Haferflocken · $^1/_4$ l Magermilch
1 Messerspitze Vanille
2 Teelöffel kaltgeschleuderter Waldhonig
1 Messerspitze Zimt · 2 Tassen Hagebuttentee

Zubereitung: *Haferflocken mit den restlichen Zutaten verrühren. Dazu Hagebuttentee trinken.*

Mittagessen
100 g Naturreis · 100 g Endiviensalat
1 Teelöffel kaltgepreßtes Olivenöl
2 Teelöffel gepreßter
Zitronensaft · 50 g Dorschfilet

Zubereitung: *Dorschfilet kurz dünsten, Naturreis kochen, als Beilage den Endiviensalat kleinschneiden und mit Zitronensaft und Olivenöl anmachen.*

Nachmittags
1 Apfel · 300 ml Mineralwasser

Abendessen
100 ml Kefir · 100 g Milchreis
1 Messerspitze Zimt
300 ml Mineralwasser

Zubereitung: *Kefir mit dem Milchreis vermischen, mit Zimt bestreuen. Dazu Mineralwasser trinken.*

Unterstützen Sie die Immundiät dadurch, daß Sie sich mindestens zweimal wöchentlich je eine Stunde sportlich betätigen.

Spätmahlzeit
1 Banane · 300 ml Mineralwasser

5. TAG

Frühstück
1 Tasse Ginsengtee · 100 g Haferflocken · $^1/_4$ l Molke
1 Messerspitze Zimt · 2 Eßlöffel Waldhonig

Zubereitung: *Haferflocken mit Molke und Honig anrühren, mit Zimt bestreuen. Dazu Ginsengtee trinken.*

Vormittags
2 getrocknete Aprikosen
$^1/_2$ l Mineralwasser

Tomaten enthalten reichlich das Spurenelement Selen, das eine wichtige Rolle bei der Mobilisierung des Immunsystems spielt.

Mittagessen

100 g Naturreis · 150 g Forelle Müllerin
2 aufgeschnittene Tomaten · 1 Zwiebel
1 Eßlöffel saure Sahne · frischgemahlener Pfeffer
1 Eßlöffel Petersilie · 2 gepreßte Knoblauchzehen,

Zubereitung: *Den Naturreis als Beilage zur Forelle kochen. Zwiebel klein würfeln, über die Tomaten verteilen. Saure Sahne mit Knoblauch und Gewürzen mischen und auf den Tomatensalat geben.*

Nachmittags

1 Apfel · $^1/_4$ l Molke

Abendessen

100 g Gerstengrütze · 1 Teelöffel Gemüsebrühe
2 Eßlöffel Parmesan · 3 Knoblauchzehen
1 Messerspitze Dill
1 Messerspitze Rosmarin · 100 ml Kefir

Zubereitung: *Gerstengrütze mit der Gemüsebrühe verrühren und mit Knoblauch, Dill und Rosmarin abschmecken. Parmesan darüberreiben. Dazu Kefir trinken.*

Spätmahlzeit

300 ml Mineralwasser · 1 Apfel

6. TAG

Frühstück

100 g Buchweizengrütze · 5 g Pinienkerne
2 Teelöffel kaltgeschleuderter Waldhonig
3 getrocknete Aprikosen
$^1/_2$ l Magermilch · 1 Tasse Kamillentee

Zubereitung: *Buchweizengrütze mit Pinienkernen, kleingeschnittenen Aprikosen und Milch vermischen. Dazu Kamillentee trinken.*

Vormittags

1 Apfel · 300 ml Mineralwasser

Mittagessen
100 g Naturreis · 70 g Putenschnitzel
50 g gekochte Gerste
1 Eßlöffel geriebener Käse · 10 Blätter Kopfsalat
Knoblauchdressing · $^1/_2$ l Magermilch
Zubereitung: *Putenschnitzel braten, Naturreis kochen. Als Beilage die gekochte Gerste mit dem Käse bestreuen. Salat mit Knoblauchdressing anmachen. Magermilch dazu trinken.*

Spätmahlzeit
1 Banane · 100 ml Kefir

7. TAG
Frühstück
100 g Vierkornflocken · 200 ml Magermilch
1 Teelöffel frischgepreßter Zitronensaft
1 geriebener Apfel
1 Teelöffel Blütenpollen · 1 Messerspitze Zimt
2 Tassen Pfefferminztee
Zubereitung: *Vierkornflocken mit Magermilch verrühren. Zitronensaft, geriebenen Apfel und Blütenpollen daruntermischen; mit Zimt bestreuen. Dazu Pfefferminztee trinken.*

Vormittags
1 Banane · 300 ml Mineralwasser

Mittagessen
100 g Hühnerleber · 2 geriebene Karotten
1 geschnittene Zwiebel
10 große Blätter Kopfsalat
Knoblauchdressing · 1 Prise
frischgemahlener grüner Pfeffer · 200 ml Apfelsaft
Zubereitung: *Hühnerleber und Zwiebeln kurz braten, mit Pfeffer würzen. Als Beilage Karotten und Kopfsalat gemischt anrichten und mit Knoblauchdressing übergießen. Dazu Apfelsaft trinken.*

Karotten und Salat sind die richtige Mischung, um ein geschwächtes Immunsystem wieder in Schwung zu bringen. Beide Gemüse eignen sich als Beilage für viele Gerichte.

Nachmittags
1 Birne · 200 ml Molke

Abendessen
100 g Haferflocken · 3 getrocknete Datteln
1 Eßlöffel Sanddornsaft
250 ml Molke · 300 ml Mineralwasser

Zubereitung: *Datteln in kleine Würfel schneiden, mit den Haferflocken mischen, dann mit Sanddornsaft und Molke verrühren. Dazu Mineralwasser trinken.*

Spätmahlzeit
1 Papaya · 200 ml Magermilch

Diese Diät kräftigt nicht nur das Immunsystem, sondern ist auch geeignet, Übergewicht abzubauen. Dazu kommt ein entschlackender Effekt.

Bei Übergewicht können mit der Immundiät ein bis zwei Kilogramm pro Woche abgenommen werden. Denn der Kaloriengehalt pro Tag beträgt ca. 1200 bis 1500. Dadurch kann leicht, ohne große Beschwerden, überflüssiges Fett abgebaut werden.

Ein weiterer Vorteil ist, daß durch diese Kur kein Hungergefühl aufkommt, denn die verwendeten Nährstoffe sind sättigend, voll von Mineralstoffen, Spurenelementen und Vitaminen, und sie kann schnell und leicht zubereitet werden.

Weitere Pluspunkte sprechen für diese Kur: Sie enthält eine vollwertige Kost. Die Verdauung wird durch ausreichend viele Ballaststoffe angeregt. Die Kur ist abwechslungsreich, und der Geschmack wird von den meisten sehr positiv beurteilt. Außerdem sind die einzelnen Nahrungsbestandteile preiswert und leicht erhältlich. Durch die überwiegende Mehrzahl pflanzlicher Bestandteile kommt es zu einer Anreicherung der Kaliumdepots im Körper sowie zu einer erhöhten Natriumausscheidung. Dadurch entsteht ein entschlackender Effekt.

Bei der Durchführung dieser Kur wird das Immunsystem gestärkt und dadurch die Anfälligkeit für Krankheiten stark vermindert.

Anhang

Nachwort

Nach all den zahllosen Ernährungsratgebern ist dies ein Buch, das aus ärztlicher Sicht Rat und Hilfe geben kann. Die Ernährung soll in einem größeren Zusammenhang gesehen werden; Nahrung soll nicht nur den Magen sättigen, Bau- und Betriebsstoff sein, sondern auch unsere Gesundheit aufrechterhalten, unsere Leistungsfähigkeit steigern und helfen, Schwächen des Organismus zu kompensieren.

Wer richtig ißt, braucht kaum noch Medizin. Viele Krankheiten und Befindlichkeitsstörungen können durch eine gesunde, ausgewogene Ernährung nicht nur verhindert, sondern auch geheilt werden.

In Krankenhäusern herrscht noch immer die Meinung vor, der Kranke könne alles essen, wenn er nur seine Pillen einnehme: für das Herz, gegen die erhöhte Harnsäure, gegen die hohen Blutfette, für den Schlaf, für das Munterwerden, für die Stimmung, für die Ausgeglichenheit. Zur Vorbeugung von Herzinfarkt und Hirnschlag werden noch zusätzlich Arzneimittel gegeben.
Ist es nicht vernünftiger, auf alle Medikamente zu verzichten und statt dessen die Arzneien aus dem Garten Gottes sinnvoll einzusetzen, wie die Karotten, Tomaten, die Salate und die naturbelassenen Säfte der Rüben, des Kohlrabis und der Auberginen? Denn dann werden alle roten, weißen und blauen Pillen überflüssig, und diesen Entwicklungsschritt wird die Menschheit noch tun.

Übergewicht, Gicht, hoher Blutdruck, Magersucht, Zukkerkrankheit und Durchblutungsstörungen verlieren ihre Schrecken, wenn die Diät zur Therapie wird. Jeder einzelne wird aufgefordert, die geeignete Diätform zu finden, um von allen vermeidbaren Krankheiten befreit zu werden.

K. R. Watson MD, New York

Danksagung

Viele aus meinem Bekanntenkreis haben zur Gestaltung dieses Buches entscheidend beigetragen. Meine Dankbarkeit möchte ich auch gegenüber Herrn Professor DDDr. Nikolaus Grass ausdrücken, der in mir die Freude an wissenschaftlicher Arbeit geweckt hat. Danken möchte ich auch meinem Vater, Hofrat Dr. Hans Hochenegg, der mir als Wissenschaftler und Schriftsteller ein großes Vorbild war; ebenfalls gebührt Dank meiner Mutter, Dr. phil. Annemarie Hochenegg, die mich zu Fleiß und Ehrgeiz angespornt hat. Abschließend möchte ich auch meiner Frau Fatima Hochenegg danken, die mich bei meiner schriftstellerischen und wissenschaftlichen Arbeit unterstützt und gefördert hat. Herrn Gerhard Merz danke ich für die Durchsicht des Manuskriptes.
Schließlich danke ich auch meinen Patienten für die bereitwillige Überlassung und Veröffentlichung ihrer Krankengeschichten.

Über den Autor
Dr. Leonhard Hochenegg, geboren 1942 in Innsbruck, ist Facharzt für Neurologie und Psychiatrie und eröffnete 1980 in Tirol eine eigene Praxis. Er wurde durch viele Veröffentlichungen bekannt. Er verbindet schul- und naturmedizinische Behandlungsweisen mit der Anwendung alter Teerezepte und entwickelt daraus eigene Therapieformen.

Literatur
Dr. Hochenegg, Leonhard:
Das Wunder der Heilung.
W. Ludwig Buchverlag. München 1995
Höhne, Anita:
Heiltees, die Wunder wirken – die Geheimrezepte des Dr. Leonhard Hochenegg.
Ariston Verlag. Zürich 1986
Oberbeil, Klaus:
Fit durch gesunde Ernährung.
Südwest Verlag. München 1994
Dr. Rauch-Petz, Gisela:
Heilende Biostoffe aus dem Gemüsekorb.
Südwestverlag. München 1995
Weikert, Wolfgang:
Selbstheilung durch die Kraft der Gefühle.
Südwest Verlag. München 1995

Hinweis
Das vorliegende Buch ist sorgfältig erarbeitet worden. Dennoch erfolgen alle Angaben ohne Gewähr. Weder Autor noch Verlag können für eventuelle Nachteile oder Schäden, die aus den im Buch gemachten praktischen Hinweisen resultieren, eine Haftung übernehmen.

Bezugsquellenverzeichnis
Die Heilmittel und Kräuter, die in den Rezepten enthalten sind, kann man in allen größeren Apotheken erwerben. Dort kann man sich auch die angegebenen Mischungen zubereiten lassen.

Impressum

Redaktion: Dr. Elisabeth Veit
Redaktionsleitung: Josef K. Pöllath
Umschlag · Grafische Gestaltung:
Elisabeth Petersen, Glonn
Produktion: Manfred Metzger
Layout · DTP/Satz: Dirk Risch
Druck und Bindung: Westermann
Druck Zwickau GmbH
Printed in Germany

Gedruckt auf chlor- und
säurearmem Papier
ISBN 3-7787-3521-7

Register